国家出版基金项目
NATIONAL PUBLICATION FOUNDATION

总策划　复旦大学医学科普研究所

总主编　樊　嘉　院士　董　健　所长

全科及健康管理专家

聊健康热点

江孙芳　洪　维　王小钦
（主　编）

上海科学技术文献出版社
Shanghai Scientific and Technological Literature Press

图书在版编目（CIP）数据

全科及健康管理专家聊健康热点 / 江孙芳，洪维，王小钦主编 . —上海：上海科学技术文献出版社，2024

（医学专家聊健康热点 . 复旦大健康科普丛书 / 樊嘉，董健主编）

ISBN 978-7-5439-9059-3

Ⅰ . ①全… Ⅱ . ①江…②洪…③王… Ⅲ . ①健康—卫生管理学 Ⅳ . ① R19

中国国家版本馆 CIP 数据核字（2024）第 075332 号

书稿统筹：张　　树
责任编辑：王　　珺
封面设计：留白文化

全科及健康管理专家聊健康热点

QUANKE JI JIANKANG GUANLI ZHUANJIA LIAO JIANKANG REDIAN

江孙芳　洪　维　王小钦　主编
出版发行：上海科学技术文献出版社
地　　址：上海市淮海中路 1329 号 4 楼
邮政编码：200031
经　　销：全国新华书店
印　　刷：商务印书馆上海印刷有限公司
开　　本：720mm×1000mm　1/16
印　　张：21.75
字　　数：272 000
版　　次：2024 年 7 月第 1 版　2024 年 7 月第 1 次印刷
书　　号：ISBN 978-7-5439-9059-3
定　　价：88.00 元

http://www.sstlp.com

丛书编委员

总主编：樊　嘉（中国科学院院士、复旦大学附属中山医院院长）

董　健（复旦大学医学科普研究所所长、复旦大学附属中山医院骨科主任）

编委会委员（按照姓氏笔画排序）：

丁　红　丁小强　马晓生　王　艺　王小钦　王达辉　王春生
亓发芝　毛　颖　仓　静　任芸芸　华克勤　刘天舒　刘景芳
江孙芳　孙建琴　孙益红　李　娟　李小英　李益明　杨　震
吴　炅　吴　毅　余优成　汪　昕　沈锡中　宋元林　张　颖
陈　华　陈海泉　林　红　季建林　周　俭　周平红　周行涛
郑拥军　项蕾红　施国伟　姜　红　洪　维　顾建英　钱菊英
徐　虹　徐辉雄　高　键　郭剑明　阎作勤　梁晓华　程蕾蕾
虞　莹　臧荣余　漆祎鸣　谭黎杰

本书编委会

主　编：江孙芳　洪　维　王小钦

副主编：李小攀　虞　莹　徐　琼

编　者（按照姓氏笔画排序）：

马到诚	王　兵	王文霞	王启哲	从建华	田雨鑫	冯　强
刘　明	刘　茹	许雅鑫	孙　旭	杨时佳	邹　健	冷海燕
张自妍	张兆毓	张皓楠	陈　晨	周　敬	周烨镁	周靓赟
郑辉超	赵亚军	胡纯纯	俞丽雅	贾文昌	黄一沁	唱　浩
彭明辉	彭珊珊	蒋　琳	韩　艳	程雪霖	童依丽	戴　维

总序

　　上海医学院创建于 1927 年，是中国人创办的第一所"国立"大学医学院，颜福庆出任首任院长。颜福庆院长是著名的公共卫生专家，还是中华医学会的创始人之一，他在《中华医学会宣言书》中指出，医学会的宗旨之一，就是"普及医学卫生"。上海医学院为中国医务界培养了一大批栋梁之材，1952 年更名为上海第一医学院。1956 年，国家评定了首批，也是唯一一批一级教授，上海第一医学院入选了 16 人，仅次于北京大学，在全国医学院校中也是绝无仅有。1985 年医学院更名为上海医科大学。2000 年，复旦大学与上海医科大学合并组建成复旦大学上海医学院。历史的变迁，没有阻断"上医"人"普及医学卫生"的理念和精神，各家附属医院身体力行，努力打造健康科普文化，形成了很多各具特色的科普品牌。

　　随着社会的发展，生活方式的改变，传统的医疗模式也逐渐向"防、治、养"模式转变。2016 年，习近平主席在全国卫生与健康大会上强调"要倡导健康文明的生活方式，树立大卫生、大健康的观念，把以治病为中心转变为以人民健康为中心"。自此，大健康的概念在中国普及。所谓"大健康"，就是围绕人的衣食住行、生老病死，对生命实施全程、全面、全要素地呵护，是既追求个体生理、身体健康，也追求心理、精神等各方面健康的过程。"大健康"比

"健康"的范畴更加广泛，更加强调全局性和全周期性，需要大众与医学工作者一起参与到自身的健康管理中来。党的二十大报告提出"加强国家科普能力建设"，推进"健康中国"建设，"把人民健康放在优先发展的战略地位"，而"健康中国"建设离不开全民健康素养的提升。《人民日报》发文指出，医生应把健康教育与治病救人摆在同样重要的位置。健康科普的必要性不言而喻，新时期的医生应该是"一岗双责"，一边做医疗业务，同时也要做健康教育，将正确的防病治病理念和健康教育传播给社会公众。

为此，2018年12月26日，国内首个医学科普研究所——复旦大学医学科普研究所在复旦大学附属中山医院成立。该研究所由国家科技进步二等奖获得者董健教授任所长，联合复旦大学各附属医院、基础医学院、公共卫生学院、新闻学院等搭建了我国医学科普的专业研究平台，整合医学、传媒等各界智慧与资源，进行医学科普创作、学术研究，并进行医学科普学术咨询和提交政策建议、制定相关行业规范，及时发布权威医学信息，打假网络医学健康"毒鸡汤"，改变网络上的医疗和健康信息鱼龙混杂让老百姓无所适从的状况，切实满足人民群众对医学健康知识的需求，这无疑是对"上医精神"的良好传承。

为了贯彻执行"大健康"理念和建设"健康中国"，由复旦大学医学科普研究所牵头发起，组织复旦大学上海医学院各大附属医院的专家按身体系统和"大专科"的分类编写了这套"医学专家聊健康热点（复旦大健康科普）丛书"，打破了以往按某一专科为核心的科普书籍编写模式。比如，将神经、心脏、胃肠消化、呼吸系统的科普内容整合，不再细分内外科，还增加了肿瘤防治、皮肤美容等时下大众关注的热门健康知识。本丛书共有18本分册，基本涵盖了衣食住行、生老病死等全生命周期健康科普知识，也关注心理和精神等方面的健康。每个分册的主编均为复旦大学各附属医院著名教授，都是各专业的领军人物，从而保证了内容的权威性和科学性。

　　丛书中每个小标题即是一个大众关心的医学话题或者小知识，这些内容精选于近年来在复旦大学医学科普研究所、各附属医院自媒体平台上发表的推文，标题和内容都经过反复斟酌讨论，力求简单易懂，兼具科学性和趣味性，希望能向大众传达全面、准确的健康科普知识，提高大众科学素养和健康水平，助力"健康中国"行动。

樊嘉

中国科学院院士
复旦大学附属中山医院院长

董健

复旦大学医学科普研究所所长
复旦大学附属中山医院骨科主任

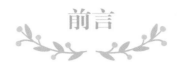

前言

　　本书由复旦大学附属中山医院、华山医院和华东医院一线全科医生和健康管理专家联手编撰，是一本专业科普书籍。本书内容丰富多样，涵盖了各种健康热点话题，旨在让读者更加全面地了解健康知识，并管理自己及家人的健康。

　　本书内容、特色主要有以下几点：

　　1. 多维度健康话题：从全科就诊到如何管理健康，从居家常见健康问题到疾病早筛早诊，从为什么体检到不同人群的全生命周期健康管理方式，本书对各种健康话题进行了全面深入探讨。

　　2. 专业健康知识：作者结合自身全科和健康管理专业知识、经验，为读者提供了实用可行的健康管理建议。

　　3. 实用性强：本书不仅仅对理论进行了深入浅出的描述，更注重实践性和普适性，让读者能够从中学到实际可操作的健康知识。

　　本书的价值和意义在于：

　　1. 帮助读者了解健康知识：在人工智能起步时代，了解正确的健康知识变得至关重要，本书为读者提供了一个系统学习健康管理知识的平台。

　　2. 提升读者的健康管理能力：通过本书，读者可以学习到如何有效管理自己的健康，预防疾病，提升生活质量。

　　3. 促进个人全面发展：健康是人生的重要组成部分，只有拥有健康的生活，才能更好地实现个人的全面发展。本书旨在提供健康管理的专业知识和实用建议，帮助读者改善生活方式，提高健康管理能力，促进个人身心健康的全面发展。

本书在策划过程中，主编精心挑选民众关注的热点健康话题；在编撰过程中，编者结合自身的临床经验和学术研究，查询海量科学文献，应用循证医学证据，确保书籍的权威性和科学性。本书在科学基础上，力求行文通俗易懂，将健康热点问题娓娓道来，配以各种插图，图文并茂，意趣横生，确保本书的实用性和可读性。

读者在阅读本书时，可以按照自身健康需求和兴趣选择相关话题进行深入阅读。建议读者在阅读过程中做好记录，结合实际情况思考如何将书中的健康管理知识应用到自己的生活中。通过反复阅读和实践，读者可以逐步提高自己的健康管理能力，实现身心健康的全面发展。

无论是医学专业人士、健康管理人士，还是普通读者，通过阅读本书，能够更全面地了解健康管理知识，学会有效预防疾病，维护健康，提高生活质量。

健康是人生最宝贵的财富，只有在身心健康的基础上，才能更好地实现个人的梦想和目标。希望本书能够成为你健康管理的良师益友，让你拥有健康快乐的生活！

江孙芳

复旦大学附属中山医院健康管理中心主任
复旦大学上海医学院全科医学系主任、博导
复旦大学附属中山医院全科医学科副主任

洪维

复旦大学附属华东医院健康管理部副主任
复旦大学附属华东医院健康促进委员会办公室主任

王小钦

复旦大学附属华山医院血液科副主任

2024 年 5 月

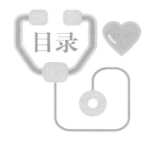

肿瘤早筛早诊热点问题

健康管理热点问题

全生命周期健康管理热点问题

No. 1656816

处方笺

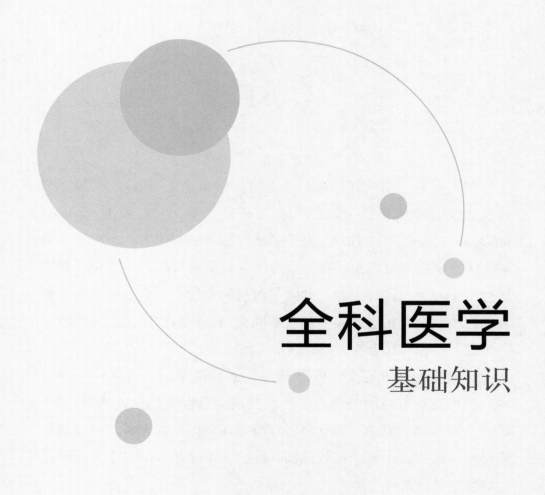

全科医学
基础知识

医师：＿＿＿＿＿＿＿＿＿＿＿

临床名医的心血之作……

总论

什么是全科医生？他能帮我解决什么问题？

在人民卫生出版社出版的《全科医学概论（第五版）》里，全科医生又称家庭医生（family physician）。全科/家庭医生（general practitioner/family physician）是全科医疗服务的提供者。全科医生是对个人、家庭和社区提供优质、方便、经济有效的、一体化的基本医疗卫生服务，进行生命、健康与疾病的全过程、全方位负责式管理的医生。全科医生的服务涵盖不同性别、年龄的居民及其所涉及的生理、心理和社会各层面的健康问题。

每次看完这个定义，我总觉得什么都说了，又仿佛什么都没说。当然这也有可能是因为现阶段我国全科医学仍比较薄弱，"生物－心理－社会模式"的全科医疗服务在我国正在完善，所以就会觉得全科医生这个概念比较模糊。因此，本文从以下三个方面阐述全科医生是什么样子的。

什么是全科医生？

从全科医生的定位来看，社区卫生服务中心和乡镇卫生院作为全科医生的主要执业地点，一般处于居民 15 分钟辖区步行圈的范围，人群相对固定，全科医生与居民之间建立了邻近而熟悉的关系。全科医生主要的定位在于基层医疗机构，但由于我国基层医疗力量薄弱，缺乏大量的全科医生，因此现阶段综合性的教学医院基本设立了全科医学科，主要用于全科医生的培养。

从疾病诊疗的范畴看，全科医生对于疾病的覆盖范围却更广泛，他们能处理 80% 以上的健康问题，全科医生主要负责常见病、多发病、慢性病诊治与管理、未分化疾病的鉴别与诊断、健康管理以及上级医院的转诊等。也就是说除去危重症抢救、疑难杂症、大型影像检查等会转诊到高级别医院的对应科室外，其他绝大部分健康问题，都可以由他们解决。

从疾病诊疗的理念来看，相比专科医生，全科医生强调"生物－心理－社会医学模式"，实施的是连续的、综合的、个性化的全人照顾。全科聚焦于患者的整体健康水平，包括躯体与心理的健康、家庭状况，以及疾病的预防与康复。

简单来讲，就是全科医生不仅能治疗你的病，还能告诉你该如何去预防这种疾病，如何去调整自己的运动饮食等生活方式。连续性是可以持续地在一个全科医生这里看诊，这样他对你的病情会更为了解，能够更为准确地为你提供诊疗服务以及一些健康指导。理想化角度下，全科医生应该是从你出生到死去的全程的健康管理者。综合性指全科医生不仅关注你所患疾病本身的因素，还会关注你的心理社会因素，比如：职业、生活方式及心理状况等因素，为你提供综合的健康建议。

身边的全科医生

从疾病诊疗来看，目前社区的全科医师对于内、外科常见疾病以及常见慢病基本处理都可以胜任，但可能对于一些小科室的疾病，比如皮肤科、五官科的一些疾病还存在一些欠缺。

除了疾病的治疗，在上海社区全科医生还负责慢病管理、健康教育等工作，但这些工作目前主要面对的都是老年人群。慢病管理在社区开展很多年了，目前主要针对高血压、糖尿病患者等，全科医生会定期对高血压、糖尿病患者的血压血糖水平进行随访。在健康教育方面，社区全科医生也会组织一些健康知识小讲课。此外，一部分全科医生还会承担新生儿、孕妇建档立卡相关的工作。

从疾病诊疗的理念看，现阶段全科可能还未充分发展。第一，目前社会层面大家对社区全科医生临床能力还是存在一些质疑的，所以全科医生的第一任务是提升自己的临床能力，能够解决居民的基本健康问题，取得居民信任；第二，社区全科医生除了医疗工作，还承担了大量公共卫生工作，是医防融合的落脚点；第三，"生物－心理－社会医学模式"尚待健全，现阶段社区的全科医生就是这种医学模式的一线实践者。

什么情况下，可以选择全科医生？

本文从综合医院和基层全科两方面去阐述。

社区全科医生

（1）选择社区全科医生一定要有一个首要条件：家附近有一家社区卫生服务中心，而且过去很方便。

（2）哪些情况可以考虑去社区看：①生活中一些我们耳熟能详的疾病；②最近身体不太舒服，但是相对没那么急，不妨去社区看看听听医生建议；③做一些常规的检查，比如血常规、肝肾功能等一些血的指标，或者 X 线、B 超等检查（现在上海市社区卫生服务中心对于一些基本的药物和检查都已经覆盖，像肺功能、幽门螺杆菌的检测都可以完成，具体可以咨询附近社区服务中心）；④配一些常见的药物；⑤外伤的处理，对于生活中一些常见的外伤，未伤及神经、肌腱的（运动没有障碍），也可以在就近的社区进行处理。

综合医院全科医生

（1）综合医院的全科医生相比社区全科医生有着更高的医疗水平以及更完善的检查手段。相比专科医生，综合医院全科医生的诊疗范围以及药物的处方权更为广泛，医院里的大部分检查也都可以通过全科门诊预约。因此，他涵盖上文社区全科医生的①～④点，第⑤点外伤在综合医院需要到急诊进行处理的。

（2）合并有多个科室的疾病，需要挂多个号解决，不妨先挂个全科。

（3）体检计划的制定及结果咨询，很多人拿到体检计划后往往有多个问题需要去不同科室咨询，全科医生就可以帮你一站式解决，对于需要进一步干预的也可以为你推荐相应的专家门诊。

不否认在过去的一段时间里，基层医疗仍存在诸多不足，但近年来国家出台了很多政策，大力推进基层医疗建设，基层医疗设施不断完善，我们有的社区甚至已经配备了 CT 等大型的检查设备 / 设施，同时，基层全科医生的医疗水平也在不断提高，现在我们很多的社区医院医生，都已经是硕士研究生学历了，他们都有在大型的三级医院学习工作的经历，具有丰富的医疗经验。所以下次当你有健康问题需求的时候，不妨给全科医生一个机会，看是否能解决你的问题！

（许雅鑫　邹健）

社区卫生服务中心是什么?

社区卫生服务中心,是社区建设的重要组成部分,是在政府领导、社区参与、上级卫生机构指导下,以基层卫生机构为主体,全科医生为骨干,合理使用社区资源和适宜技术,以人的健康为中心、家庭为单位、社区为范围、需求为导向,以妇女、儿童、老年人、慢性患者、残疾人、贫困居民等为服务重点,以解决社区主要卫生问题、满足基本卫生服务需求为目的,融预防、医疗、保健、康复、健康教育服务功能等为一体的,有效、经济、方便、综合、连续的基层卫生服务。

社区卫生服务中心的服务内容包含基本医疗卫生服务及基本公共卫生服务。社区基本医疗卫生服务包含:常见病及多发病的诊断治疗和照顾、慢性病的诊断治疗和连续性社区管理、社区现场急诊急救(院前急救)、康复医疗服务、急危重症患者转诊服务、中医适宜技术的应用和推广、家庭医生签约服务中的家庭病床服务、家庭出诊服务、家庭护理服务、医养结合中的养老服务等。社区基本公共卫生服务包含居民健康档案管理和使用、健康教育和健康促进、预防接种、儿童保健、孕产妇保健、老年人保健、慢性患者管理、严重精神障碍患者管理以及肺结核患者管理、中医药服务、社区监

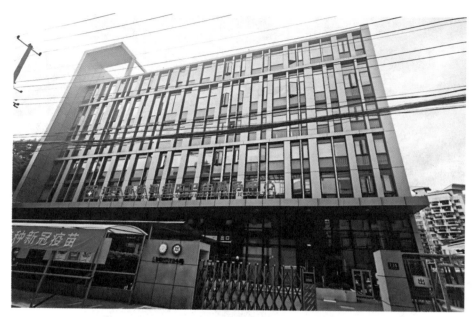

图 1　上海市静安区江宁路街道社区卫生服务中心

督协管服务、人群健康素养服务等。

　　家庭医生通过与辖区内居民签约，以家庭为单位、个人为主体、社区人群的健康需求为导向，制订不同类型的个性化签约服务内容，遵循全生命和疾病周期规律，建立长期稳定的服务关系，为家庭及其个人提供连续、可及、综合、协调的服务。家庭医生团队与居民签订服务协议书，签约对象是社区居民：优先覆盖老年人、孕产妇、儿童、残疾人、慢性病患者等重点人群。家庭医生团队提供的签约服务内容包括：基本医疗卫生服务涵盖的常见病、多发病的中西医诊治、合理用药、转诊预约、就医路径指导；公共卫生服务涵盖国家基本公共卫生服务项目和规定的公共卫生服务，其中包括高血压、糖尿病患者的健康管理，还有针对签约居民的健康状况和需求。

　　全科医生就是居民们的"健康指导员"，他们不仅分析慢性病管理对象的体检报告，制定干预方案，还要落实每位管理对象的治

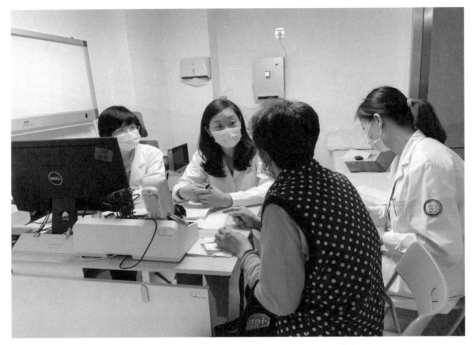

图 2　日常看诊（医联体专家下沉社区门诊）

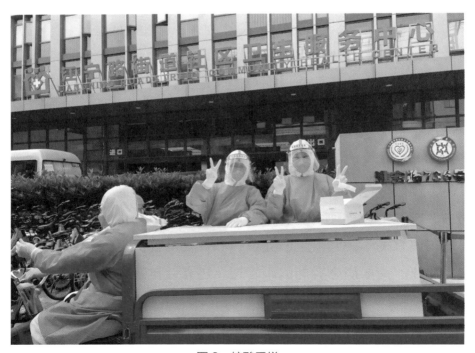

图 3　核酸采样

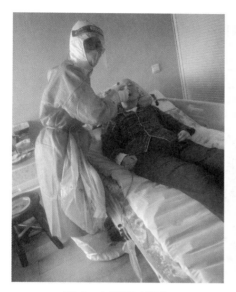

图 4　上门医疗服务

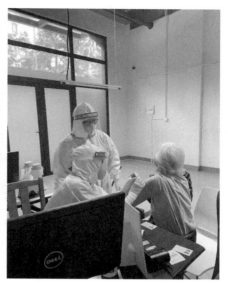

图 5　疫苗接种

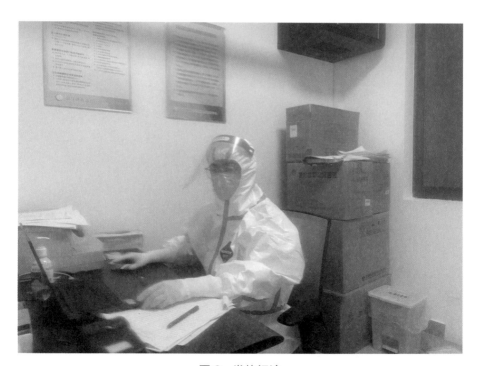

图 6　发热门诊

疗，同时进行相应的科普健康讲座。全科医生是基层健康的"守门人"。在此次新冠疫情期间，基层社区卫生服务中心更是发挥了不可或缺的重要作用。全国 98.7% 的乡镇卫生院和社区卫生服务中心都开设了发热诊室，基层发热门诊诊疗量超过全国发热门诊的 60%，基层医疗机构充分发挥了作为第一道防线的作用。对于需要转诊到上级医院的患者，区域医联体的双向转诊管理中心，优先为签约居民提供转诊服务，对急危重症简化转诊流程。医联体内二、三级医院对转诊签约患者提供优先就诊服务。

（陈晨）

什么是家庭签约？你了解多少？

随着我国医疗改革的推进，基本医疗发展迅速，家庭签约已成为老百姓耳熟能详的一个名词。但还是会有很多居民会问什么是家庭签约？如果我签约了，它到底能为我干什么？

接下来本文将从三个方面来告诉你：什么是家庭签约、签约家庭医生有什么好处以及如何签约家庭医生。

什么是家庭签约？

家庭医生签约服务就是指我们居民与家庭医生通过签订协议书的形式，建立健康服务关系。而上海实施的是"1+1+1"组合签约，即在选择一名家庭医生的基础上还可以选择一家区级与市级机构签约。

那么签约家庭医生有什么好处呢？

简单概括一下，如果你拥有了自己的家庭医生，那么你将得到更为全面的医疗服务、更为快速的转诊服务、更为便捷的药品服务，以及在家就可以接受治疗的家庭病床服务。

首先是更为全面的医疗服务，我们家庭医生提供的是以全科医疗为核心的基本诊疗服务，包括常见病、多发病的诊治，比如说：你有点咳嗽以及便秘，如果去大医院看的话，可能需要挂两个号，一个呼吸科号和一个消化科号，那你如果来找家庭医生的话，对于常见的咳嗽和便秘，他可以帮你一站式解决。其次，我们家庭医生提供糖尿病、高血压、老慢支的慢病管理服务，定期对你的血压血糖情况进行随访，为你提供持续性的健康管理服务；如果你偶尔累了，腰腿疼痛，想拔个火罐、做个理疗，家庭医生也能满足你。此外，家庭签约服务还提供了病房与安宁疗护服务。当然，如果你没有什么不舒服，有一些健康相关疑问，也可以来找家庭医生为你答疑解惑。

第二是快速的转诊服务，现在我们去大医院看病，都需要提前在网上挂号，而我们有的老年居民不太会用智能手机，到大医院去看病要么是专家号已经没了，普通号又得等很长时间。这个时候你不妨来找我们的家庭医生试一试，如果的确需要到上级医院，家庭医生可以帮你优先在转诊平台上预约上级专家门诊。你只需要按预约的时间段到医院就诊即可。

第三是家庭病床服务，如果你的病情趋于稳定需要再进行连续的治疗，但是生活不能自理或者行动不便，那你可以向你的家庭医生咨询，建立家庭病床，定期对你进行治疗和护理。

最后一项服务是长处方与延伸处方，慢病患者来大医院配药，可能知道每次配药只能开半个月到一个月，需要经常跑来跑去。那么长处方就可以帮助到你，对于病情稳定的患者，我们的家庭医生可以一次性开具一到两个月的药量。有的患者可能要问，那社区没这个药怎么办？别慌，还有延伸处方，对于你在上级医院治疗时开具的药物，回到社区后，家庭医生可以延续上级医疗机构医嘱中的相同药品，并通过物流给你邮寄至你住址附近的站点。

那如何签约家庭医生呢？

很简单，你只需要到附近的社区卫生服务中心，在工作人员帮助下即可签约；或者你可以下载健康云 APP，点击家庭服务在线签约申请。

最后在这里，我想呼吁大家，给我们基层的家庭医生多一份信任！不否认在过去的一段时间里，基层医疗薄弱，存在诸多不足。但近年来国家出台了很多的政策，大力推进基层医疗建设，基层医疗设施不断完善，我们有的社区甚至已经配备了 CT 等大型的检查设施/设备。同时，我们基层家庭医生的医疗水平也在不断提高。现在我们很多的社区医院医生，都已经是硕士研究生学历了，他们都有在大型三级医院学习工作的经历，具有丰富的医疗经验。

目前很多社区卫生服务中心与三级医院都有合作关系，定期会有专家到社区坐诊，共同推进社区的健康发展。最后，希望大家给我们家庭医生一份信任，我们还你一份健康。

（许雅鑫　邹健）

社区慢病管理服务

慢病是我国居民的主要死亡原因和疾病负担,《中国居民营养与慢性病状况报告（2020 年）》指出，2019 年我国由慢病导致的死亡占总死亡的 88.5%。一场突如其来的新冠疫情，更是对慢病防控提出了全新的挑战和任务。近年来，国家高度重视慢病的防控和管理。党中央、国务院发布《"健康中国 2030" 规划纲要》明确提出实施慢病综合防控战略，国务院发布《关于实施健康中国行动的意见》的 15 大专项行动中，慢病防治专项行动占了四项，健康影响因素六个专项行动也均与慢病防控密切相关。

基层医疗机构如社区卫生服务中心对辖区内的慢性病患者进行管理，包括对高血压、糖尿病患者及高危人群进行规范管理。规范社区慢病卫生服务管理，建立完善社区居民健康档案。进行慢病管理的第一步是建立社区慢病管理档案。现阶段，大多数服务机构采取挨家挨户上门建档的方式，但居民接受程度低，而且社区医生工作量也大。一些社区开始利用灵活机动的形式为居民建档，如利用开展义诊宣传、健康咨询及教育、门诊就诊、出诊服务等活动现场建档，或电话预约上门建档等。服务机构应该做到以患者为中心、家庭为单位、社区为范围，充分发挥个人及其家庭的主观能动性，利用一切可以利用的资源，完善社区居民健康档案。

社区医生利用已建立的慢病管理团队，对所管辖的社区卫生服务站的工作进行督促、指导和评估。一方面落实专科医生制定的治疗方案，主要观察药物不良反应；进行健康教育，提高患者治疗依从性；采取生活方式干预，同时监测患者的血压和各种危险因素等；另一方面，对不同危险度级别的患者进行分层管理。

根据个体的差异性，社区医生利用与患者的接触完成针对个人的干预计划，比如周期性健康检查表等；或分级管理不同病情程度的患者，确定随访的次数以及检查的频率、干预的措施等。除此之外，病情流程表、患者日记也是较为创新的做法。

慢病患者在社区进行分级管理和阶段性随访后，定期（6~12个月）到医院由专科医生进行阶段性评估，并根据评估结果调整今后的管理与治疗目标，调整及规范治疗方案。评估的主

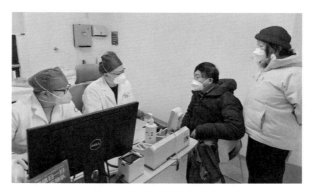

图 7　家庭医生签约现场

要指标是管理初期制定的，例如治疗率、达标率、致残率和死亡率。

为进一步提高社区医生对疾病的诊治水平，统一医院专科医生对慢病管理的认识，应定期系统地对社区全科医生、医院专科医生进行统一培训，使之在慢病治疗和管理方面形成共识。其次，社区配备知识结构合理的卫生人员，他们需要具备扎实而全面的临床与基础医学理论，一定的社会医学、社区医学和心理学的知识，真正做到并做好社区居民的健康守门人！

（陈晨）

No. 1656816

处方笺

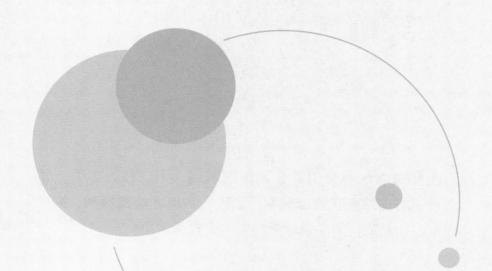

居家常见健康
热点问题

医师：＿＿＿＿＿＿＿＿＿＿＿

临床名医的心血之作……

医疗就诊

如何就诊？门急诊的区别？

我们生病的时候容易很着急地往医院跑，但往往因为丢三落四、门急诊不分而降低了就诊效率。那么，如何才能更顺利、高效地就诊呢？门诊和急诊的区别在哪呢？一文帮你解决！

如何就诊？

1. 证件相关：身份证、就诊卡、医保卡

虽然现在很多医院都推荐一卡通，即就诊卡绑定身份证与医保卡，但为避免有时系统故障而影响就医，建议你最好"三卡在手，就诊无忧"。

2. 相关医学资料

既往就诊相关医学资料可对疾病的发生、发展有一定的提示作用，故而建议你一定要把既往所有的化验单、检查结果保存好，并按照时间顺序分门别类整理以下资料，方便接诊医生能够在短时间内快速了解你既往健康情况。

（1）实验室检查：实验室检查指血、尿、粪及体液的实验室检查结果。常见的有血常规、肝肾功能、电解质、血脂、血糖、尿常规、粪常规、肿瘤标志物、自身抗体等相关检查。

（2）影像资料：医学影像资料包括X线、CT、核磁共振（MRI）、超声检查，如有影像学胶片不要忘记携带胶片就诊。

（3）其他医学检查资料：心电图、肺功能、^{13}C呼气试验、气管镜检查、胃肠镜检查等。

（4）既往住院病史、住院检查结果、手术记录及出院记录。

3. 疾病管理记录

（1）慢性疾病：常见的慢性疾病包括糖尿病、高血压、冠心病、哮喘、慢性阻塞性肺疾病等，慢性疾病的记录对于接诊医生了解目前病情来说至关重要。比如糖尿病患者如果有每日血糖检测记录（包括空腹血糖、餐后两小时血糖、糖化血红蛋白等）应携带记录册就诊，高血压患者应携带血压检测记录本，最好在旁边标明当时服用药物的情况。

（2）既往病史：除以上常见慢性疾病外其他病史，包括目前服药情况及疾病控制情况，如肾功能不全、房颤、脑梗死、肿瘤个人史、手术史等。

4. 服用药物情况

很多患者同时服用多种药物，或其间更换某种药物，建议你保留药物的药盒或说明书。因为药物不仅有商品名也有通用名，加之部分药名比较生僻，许多患者不能准确地说明目前服用药物的种类及剂量，所以我们建议你保留药盒或说明书，最好能够在上面记录服用剂量、频率以及开始和结束的时间，这能够让接诊医生迅速了解你目前的药物方案并根据你当前的病情制定出更适合你的诊疗方案。

5. 生活用品准备

（1）水杯：医院都有直饮机，且因部分检查需要大量饮水，携带杯子会使你的就诊更加方便。

（2）春秋季外套：部分患者可能觉得就诊大厅的空调有点过分

"给力"，建议老年患者或抵抗力差的患者携带外套，避免就诊过程中出现感冒等不适。

（3）其他：银行卡或现金、纸巾。

6. 其他

（1）解释不清楚自己病情的患者，若条件允许，建议有就诊经验的家属或亲友陪同。

（2）若对自己病情有疑问，最好理清思路，列一张问题清单一一咨询医生。

（3）因就诊过程中医生会有一些细节建议，可带纸笔及时记录下来，避免自己遗忘。

（4）女性患者就诊时避免穿连衣裙。

门急诊的区别

1. 门急诊开放时间不同

（1）门诊：通常是工作日的工作时间段，部分医院中午也有连班（即中午不休息）；但当日挂号时间会提前半小时左右关闭。

（2）急诊：全年无休，24小时常开。

2. 门急诊所看病种不同

（1）门诊：慢性、轻症的症状检查；慢性疾病复查、配药；体检等。

（2）急诊：急危重症患者，必须在短时间内得到治疗，包括胸痛、消化道出血、中毒、重度腹泻、电解质紊乱、脑卒中、休克、急性外伤、骨折、急性腹痛等患者。

（刘茹　邹健）

住院需要准备什么?

有一些疾病是需要住院治疗的。当接到住院通知的时候,患者往往会因为不清楚住院需要带些什么而烦恼,或手忙脚乱忘带一些重要资料。那住院患者到底需要准备什么呢? 一文帮你解决!

证件相关

身份证、就诊卡、医保卡,如果医生已经开好住院单了,务必也带上住院单,并确定好住院登记和住院病房的位置,避免院内奔波。

相关医学资料

既往就诊相关医学资料可对疾病的发生、发展有一定的提示作用,故而建议你一定要把既往所有的化验单、检查结果保存好,并按照时间顺序分门别类整理以下资料,方便接诊医生能够在短时间内快速了解你既往健康情况。

(1)常见的医学类相关资料包括:实验室检查、心电图、影像资料、肺功能、气管镜检查、胃肠镜检查等。

(2)既往住院病史、住院检查结果、手术记录及出院记录。

（3）慢性疾病的管理记录：如有记录慢性疾病的管理情况，如糖尿病、高血压、冠心病、哮喘、慢性阻塞性肺疾病等疾病，也须带上这些记录，以便医生更好了解你的病情。

（4）既往病史：除以上常见慢性疾病外其他病史，包括目前服药情况及疾病控制情况，如肾功能不全、房颤、脑梗死、肿瘤个人史、手术史等。

（5）目前服用的药物：一方面为了让医生更了解你目前服用的药物，另一方面避免因院内缺药而导致药物暂停。

生活用品准备

（1）洗漱用品：牙刷、牙膏、洗发水、沐浴露、梳子、剃须刀、毛巾、洗衣液、衣架等。

（2）生活用品：水杯、饭盒、餐具、卫生纸、尿壶/便盆、换洗衣物、防滑拖鞋等。

（3）其他：手机、充电器、充电宝，也可以带一两本书或纸笔；对睡眠质量要求高的患者还可带上眼罩和耳塞。

（刘茹　邹健）

脑卒中的院前急救

脑卒中是我国成年人的首位致死原因，其中缺血性卒中约占70%。急性缺血性卒中患者发病后需要尽快进行溶栓治疗，治疗的时间越早，溶栓效果越好。因此，对于缺血性卒中患者来说，时间就是生命，尽量缩短并且充分利用患者从发病到治疗的这段时间至关重要。

识别

快速识别脑卒中是启动脑卒中急救链的第一步。那么患者及其家属如何快速识别脑卒中呢？ 2018 年我国《脑卒中院前急救诊疗指导规范》推荐使用辛辛那提院前卒中量表（Cincinnati Prehospital Stroke Scale， CPSS）进行脑卒中判断评估——FAST（见表 1）。

第一步：F（Face，面）：露齿微笑；

第二步：A（Arm，手臂）：抬起双上臂；

第三步：S（Speech，说）：说"吃葡萄不吐葡萄皮"；

第四步：T（Time，时间）：如有上述任何一项症状，立刻拨打120。

表1　辛辛那提院前卒中量表（CPSS）

寻找以下体征之一（任何一个异常，卒中的可能性有72%）	
口角歪斜（让患者露齿微笑）	正常：两侧面部运动对称
	异常：一张脸不对称或嘴巴歪
上肢无力（让患者闭眼，双上肢伸出10秒）	正常：两上肢运动正常
	异常：单侧肢体无力
言语异常（让患者说"吃葡萄不吐葡萄皮"）	正常：用词正确，发音不含糊
	异常：说话口齿不清，不明白

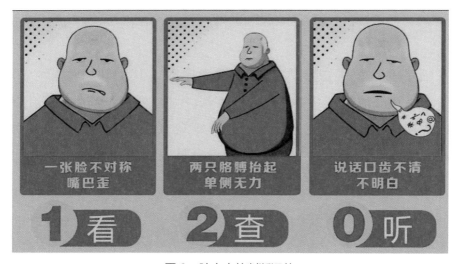

图8　脑卒中的判断评估

院前处理

家属拨打120后，在等待救护车及医护人员救援时，需要注意以下几点。

（1）避免移动患者；

（2）患者如果意识不清，需要将其头偏向一侧，确保口中无异物（假牙、食物和呕吐物等），以防窒息；

（3）患者如有癫痫发作，需将其上下牙齿之间放入筷子等木棍，以免咬舌。

救护车及医护人员到达现场后，首先对患者的意识、呼吸、心率、心律进行评估，如有呼吸、心搏骤停，立即进行心肺复苏；如无呼吸、心搏骤停，那么进行以下处理。

（1）保持呼吸道通畅，清理患者呼吸道分泌物，必要时给予辅助通气；

（2）评估血糖：当患者血糖低于 3.9 毫摩尔／升时，需要葡萄糖治疗（口服或静脉推注）；

（3）心电图和心电监测；

（4）血压控制在合适的水平：高血压患者适度降压，低血压患者平卧位或适当补充生理盐水；

（5）建立静脉通道；

（6）吸氧。

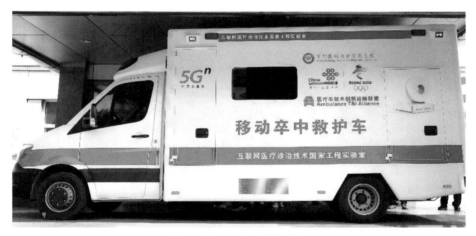

图 9　脑卒中的转运与救护

转运

（1）急救人员应当遵循就近转运的原则，尽快将意识卒中的患者转运至最近的具备救治卒中患者条件的医院；

（2）在转运途中进行相关救治和相关病史的收集，以便第一时间将患者信息转交给救治医院，为患者争取更多的救治时间；

（3）运送患者的同时提前通知即将接诊的医院，以便接诊医院做好相应准备。

脑卒中院前急救的第一步是对于脑卒中的识别，然而患者及其家属往往卡在这第一步，所以有必要对公众进行脑卒中识别相关知识的健康教育与科普；同时对于脑卒中院前急救的医护人员进行相关培训，进一步提高急救人员对卒中的识别及急救能力，进一步缩短治疗延误，提高救治质量。

（程雪霖　彭明辉）

老年人日常健康

"老而不衰"可能吗?

当代社会面临的一个重要挑战就是人口老龄化趋势日益明显。人们不仅需要长寿,更需要健康长寿,即在年龄不断增长的过程中,仍然能够保持健康、积极、充实的生活状态。健康衰老不仅对个人的身体健康和精神健康有着重要的意义,也对社会和经济的可持续发展具有重要的意义。在这样的背景下,探讨健康衰老的意义和实现策略变得尤为重要。

健康衰老的关键因素包括生活方式、基因和环境等,而生活方式在其中占有重要的地位。合理饮食、适量运动、良好社交、保持心理健康等方面的生活方式干预,可以显著地提高老年人的健康水平,延缓生理衰老的发展。此外,预防、治疗、管理慢性疾病也是保持健康长寿的重要策略。

健康衰老的概念与内涵?

衰老指的是人体随着年龄增长,生理功能逐渐下降和退化的过程,同时也包括慢性疾病和身体损伤的发生。

健康衰老的重点在于预防、延缓和治疗老年疾病,提高老年人的身体健康水平。它来源于一个叫作"成功老化"(successful

ageing）的概念，这一概念最初由老年学家罗伯特·哈维格斯特在
20世纪60年代提出，自那时起，它成为老年学中重要的研究领域。
成功老化侧重于老年人身心的幸福和社会参与，是指通过积极的生
活方式和适应老化过程中的变化，以及对个人能力和资源的最大利
用，实现身心健康和积极的社交参与的过程。成功老化的重点在于
帮助老年人保持积极的心态、良好的社交关系和生活品质，同时鼓
励老年人发挥他们的潜力，创造积极的社会价值。

从全科医学对于健康的理解来看，健康衰老所提倡的在增龄过
程中保持"生理－心理－社会"全方位的健康，是符合我们老龄化
社会居民对美好生活的实际需要的。

健康衰老的特征？

（1）身体健康状况稳定。健康衰老的老年人通常身体健康状况
稳定，没有严重的慢性病，例如控制不稳定的糖尿病、高血压、心
脏病、恶性肿瘤等。

（2）生活自理能力较强。健康衰老的老年人通常具有较强的自
理能力，可以独立完成日常生活中的基本活动。

（3）良好的认知功能。健康衰老的老年人通常具有良好的认知
功能，包括记忆、思维、语言等方面的能力。

（4）积极的生活态度。健康衰老的老年人通常具有积极的生活
态度，乐观、开朗、自信，可以应对生活中的各种挑战。

（5）健康生活方式。健康衰老的老年人通常具有健康的生活方
式，包括合理膳食、适量运动、不吸烟等。

如何实现健康衰老？

（1）进行适量的身体锻炼。适量的身体锻炼可以帮助老年人保
持身体健康和心理状态良好。根据美国心脏学会的建议，老年人

每周应进行至少 150 分钟的中等强度活动，如快走、骑自行车、游泳等。

（2）保持健康饮食。健康饮食可以帮助老年人保持体重、预防疾病、增强免疫力等。老年人应该多摄入水果、蔬菜、全谷物、低脂肪的蛋白质来源等健康食品，同时控制食盐和精制糖的摄入。

（3）管理慢性疾病。慢性疾病是老年人的主要健康问题，如高血压、糖尿病、心脏病等。通过定期监测身体状况、定期就医、服药等方式，老年人可以有效地管理这些慢性疾病。

（4）保持社会参与和交往。社会参与和交往是老年人身体健康和心理健康的关键。老年人应该积极参与社交活动，与家人、朋友保持良好的关系，参加志愿活动等。

（5）管理心理健康。老年人经常面临一些生活转变，如退休、丧偶等，这可能对他们的心理健康产生影响。老年人应该关注自己的情绪状态，积极处理问题，寻求心理支持和帮助。

（张皓楠　彭明辉）

对抗肌少症与老年衰弱，运动是关键

随着现代科技的发展，人们的生活方式发生了很大变化，越来越多的人习惯于久坐不动的生活方式，缺乏适当的运动，导致了许多健康问题。特别是在老年人群体中，肌少症和老年衰弱已成为严重的健康问题，给老年人的身体健康和生活质量带来了很大的风险和挑战。

适当地运动不仅可以预防、减缓肌少症和老年衰弱，还可以提高身体免疫力，保护我们的健康。"存钱不如存肌肉"或许不仅仅是健身房的营销广告，年轻人应加强运动，老年人也可以通过适当的运动和锻炼，保持身体的健康和活力，度过一个充实而有意义的晚年生活。

什么是肌少症和老年衰弱？

随着年龄的增长，老年人的身体会发生许多变化，其中肌肉变化是很常见的。老年人的肌肉质量、力量和功能逐渐减少，这种现象被称为肌少症。在肌少症的基础上可能出现老年衰弱，导致老年人机能下降甚至死亡。

据统计，我国60岁及以上的社区老年人中约有10%患有此病，

75~84 岁老年人约 15%，85 岁以上老年人约 25%，住院老年人约 30%。

如何评估老年衰弱？

老年衰弱往往被定义为衰老相关的生理性衰退综合征，其特征是更易发生不良健康结局。老年衰弱的表现主要包括以下几个方面。

（1）体重下降：老年衰弱患者常常出现不自觉体重下降，这种体重下降通常与肌肉质量和功能的下降有关。

（2）疲劳和虚弱：老年衰弱患者常感到疲劳和虚弱，这可能与代谢和内分泌的变化有关。

（3）行动不便：老年衰弱患者的日常生活能力下降，行动不便，这可能与肌肉力量和协调能力的下降有关。

（4）营养不良：老年衰弱患者常常出现营养不良，包括蛋白质、维生素和矿物质等营养素的缺乏。

（5）免疫功能下降：老年衰弱患者的免疫系统功能下降，容易受到感染，也容易出现其他疾病的并发症。

老年衰弱的表现因人而异，也与许多其他因素有关，例如个体健康状况、生活方式和环境因素等。因此，及早识别和预防老年衰弱非常重要，有助于提高老年人的生活质量和寿命。老年衰弱的评估是非常重要的，因为它可以帮助早期识别并预防老年衰弱。

目前，一些简单的评估工具已经被开发出来，其中最为常用的是 FRAIL 评分系统。

FRAIL 评分系统是一个简单、易行地评估老年衰弱的工具，它包括了五个问题：疲劳、抗拒上楼、步行距离、疾病数量和体重下降。FRAIL 评分系统根据老年人的答案，将老年人分为五个等级，从 0 到 5 分，得分越高，代表老年衰弱程度越严重。

F(Fatigue)——疲劳
是否感到乏力？
回答"是"得1分

R(Resistance)——抗阻
是否能爬一层楼梯？
回答"否"得1分

A(Aerobic)——有氧运动
是否能步行一个街区距离（200米）？
回答"否"得1分

I(Illness)——疾病
是否患有五种以上疾病？
回答"是"得1分

L(Loss)——体重减轻
是否在一年内体重减轻超过5%？
回答"是"得1分

3分提示**老年衰弱症**
1~2分提示**老年衰弱症前期**

图 10　评分简图

FRAIL 评分系统已经被广泛运用于老年人的筛查和评估中，它可以快速、简单地评估老年人的健康状况，同时也可以为老年人的护理和干预提供指导。

如何通过运动预防肌少症和老年衰弱？

运动锻炼被认为是目前预防和治疗老年衰弱的首选方案，可以改善躯体功能、提高生活自理能力、生活质量、心理健康以及对受伤和跌倒等事件的抵抗力，可以有效预防衰弱的发生。

健康老年人应进行每周 3~5 次、每次 30 分钟的有氧运动（如走路、慢跑、游泳、骑车、广场舞），这可以提高心血管功能，增强肌肉和骨骼的健康；还应进行每周至少两次的抗阻训练，通过哑铃、弹力带等器械对大肌群进行训练以增强肌肉和骨骼的健康；以及每周两次、每次超过 10 分钟的柔韧性训练，比如拉伸、瑜伽等，提高关节的灵活性和平衡性。

需要注意的是，老年人的运动应该选择适合自己的方式和强度，不要过度运动，以免受伤。如果老年人有特殊情况，例如心脏病、糖尿病等，需要在医生的指导下进行锻炼。另外，老年人的锻炼时间可以分为多次进行，每次强度不必很大。

以下是老年人适合的运动方式。

（1）散步：散步是一种最简单、最方便、最经济的有氧运动方式。老年人可以选择室内或户外散步。

（2）游泳：游泳是一种非常适合老年人的有氧运动，它对关节的冲击较小，能够提高心肺功能和肌肉力量。建议老年人每周进行2~3次，每次20~30分钟。

（3）骑车：骑车是一种对老年人关节冲击较小的有氧运动方式，可以提高心肺功能和肌肉力量。老年人可以选择室内健身车或者户外骑行，每周进行2~3次，每次20~30分钟。

（4）力量训练：老年人可以通过使用哑铃、弹力带等器械进行力量训练。力量训练可以增强肌肉和骨骼的健康，提高日常生活能力。建议老年人每周进行2~3次，每次20~30分钟。

（5）平衡训练：老年人可以通过太极拳、瑜伽等运动进行平衡训练。平衡训练可以提高老年人的平衡能力，预防跌倒。建议老年人每周进行1~2次，每次20~30分钟。

此外，老年人还可以选择跳舞等运动，这些运动不仅能够锻炼身体，还能够增强社交活动，提高心理健康。

除了运动，老年人还应保持均衡的饮食，摄入足够的蛋白质、维生素、矿物质等营养物质，保证充足睡眠，以及积极参与社交活动，维持心理健康，以远离老年衰弱，提高身体素质和生活质量，拥抱健康晚年。

（张皓楠　彭明辉）

家庭药箱该如何准备

家家必备家庭药箱，准备攻略请收好

新型冠状病毒疫情来袭，由于病毒传播的高风险和医疗资源的暂时短缺，许多人不得不在家中进行自我隔离和治疗。"阳了"之后遭遇发热、咳嗽、肌肉酸痛等上呼吸道感染症状，大家纷纷按照官方推荐的药品目录购药、用药。但其实这些药品平时也可以作为常用药储备在自己家的家庭药箱中，家有药箱，心中不慌。因此，在家中配备家庭药箱是非常有必要的，但使用时应当严格遵循医嘱和使用说明，避免不当使用带来的风险。

什么是家庭药箱？

家庭药箱是指在家庭中配备的一些基本药品和医疗用品，以应对一些常见的疾病和急救情况。家庭药箱的配置应该考虑到家庭成员的年龄、性别、健康状况以及常见的疾病类型。家庭药箱中的药品和医疗用品需要妥善存放，避免阳光直射、高温、潮湿等因素的影响，以确保药品的质量和安全性。

家庭药箱如何配置？

家庭药箱的配备应该根据家庭成员的年龄、性别、健康状况以及常见的疾病类型来确定。以下是一些常用的药品，可供参考。

（1）解热镇痛药：如对乙酰氨基酚或布洛芬，可用于缓解头痛、发热和其他疼痛。

（2）感冒药：如感冒清、美扑伪麻片、复方盐酸伪麻黄碱缓释胶囊、酚麻美敏片。可用于缓解感冒所致鼻塞、流涕等不适，但应注意此类药物中通常包含有解热镇痛药成分，切勿合用致药物超量。

（3）祛痰镇咳药：如复方鲜竹沥液、盐酸氨溴索、右美沙芬愈创甘油醚糖浆等。

（4）胃肠解痉药：如多潘立酮、匹维溴铵、健胃消食片等。

（5）止泻药：如盐酸小檗碱（黄连素）、蒙脱石散等，也可常备一些口服补液盐，避免腹泻导致的脱水。

（6）抗过敏药：如西替利嗪、氯雷他定等。

（7）特殊疾病用药：确诊特殊疾病的患者根据医嘱，准备一些常用或急救用药品。

（8）外伤急救药物：包括碘酒或酒精等消毒液、消毒药棉、创可贴、纱布胶布等，可用于处理小面积的创伤、烫伤、皮肤炎症等。

总而言之，家庭药箱配备的原则是在精不在多，每个大类的药品准备一种即可，并应注意有效日期，及时进行更新。

家庭药箱储存和使用的原则有哪些？

（1）储存药品时，应该避免阳光直射、高温潮湿和污染，最好将药品存放在干燥、阴凉、通风良好的地方；

（2）需要定期检查家庭药箱中的药品，以确保药品没有过期或变质，过期药品应该立即处理；

（3）存储药品时，应该将药品保持在原始的包装中，并妥善保管说明书，以便随时查阅；

（4）不要将不同的药品混合在一起储存，以免发生不良反应或药物相互作用；

（5）家庭药箱中的药品应该遵循医生的建议和说明书的要求使用，不要自行随意使用药品，以免出现副作用或不良反应；

（6）家庭药箱中的药品注意家庭成员的用药差异，避免误用混用乱用；

（7）儿童应该远离家庭药箱，并确保药品储存在儿童无法触及的地方，以避免误食和其他意外伤害。

（张皓楠　彭明辉）

常见药物用药注意事项

预防心血管疾病有"神药"，
阿司匹林科学用药指南

作为慢性病长期管理的"专家"，全科医生在日常工作中常常会遇到长期服用阿司匹林的患者。其中两类人群分别代表了阿司匹林用药的两个极端，既有年纪轻轻、无病无灾却每日服用阿司匹林的"激进派"；又有患有明确"三高"，甚至已经患有冠心病，医生要求他规律每日服用阿司匹林，患者却因为担心用药副作用而不肯服用的"保守派"。

在阿司匹林的预防性用药当中，滥用、乱用现象普遍存在，让大众充满疑虑。接下来我针对阿司匹林用于心血管疾病一级预防大家最关心的三个问题进行介绍："谁能用、谁不能用、使用需要注意什么。"

为什么阿司匹林可以用于心血管疾病？

现在很多人把阿司匹林说成是防治心脏病的"神药"。可能上点年纪的叔叔阿姨会疑惑："阿司匹林在我们小时候是一种感冒药，怎么就变成心脏病药了？"

这就得从阿司匹林的一段历史讲起。阿司匹林作为人类发现的第一种解热镇痛药，曾经发挥过重要作用，但在之后，就被其他效果更好的新药取代了。

1953年，美国的全科医生劳伦斯·克雷文在工作中发现，一些小朋友做完扁桃体切除手术之后，咀嚼含有阿司匹林的口香糖缓解术后疼痛，后来他们出血的发生率异常的高。克雷文想是不是阿司匹林阻碍了凝血，说不定可以用来预防血栓。他让心肌梗死风险高的患者服用阿司匹林，取得了不错的防治效果。自此阿司匹林迎来了"第二春"。

现在医学界已经确定小剂量阿司匹林可以用来防治心肌梗死和脑卒中，因为在这两种疾病中，血栓形成是发病的关键。我们把血栓想象成一堵阻碍血液流通的"城墙"，血小板是"砖石"，还需要一些黏合砖石的"水泥"，才能把墙砌起来，"水泥"是一种叫血栓素A2的物质，而阿司匹林正是通过抑制血栓素A2产生来阻碍血小板聚集，从而对抗血栓形成。

哪些人群适合每日服用阿司匹林，进行心血管疾病一级预防？

第一点，一级预防指的是"无病防病"，这要求你从未发作过心脏病或脑卒中。如果已经被诊断为"冠心病""脑梗"或者其他动脉粥样硬化性疾病，便不再属于一级预防的范畴，你需要严格遵循医嘱来服用阿司匹林或其他药物以治疗疾病。

第二点，医生会根据你的血压、血糖、血脂、体重、吸烟等因素为你评估未来十年的动脉粥样硬化性心血管疾病预期风险，如果风险 ≥ 10%，则适合预防性使用阿司匹林。

第三点，我国专家共识建议40~70岁之间可以预防性使用阿司匹林，< 40岁或者 > 70岁均不适合。

最近报道的一些临床研究发现使用阿司匹林进行一级预防，在60岁以上人群中可能弊大于利，国外指南也据此作出了更新。这提醒我们 60~70 岁的老年人预防性使用阿司匹林时要更加谨慎，更需要医务人员对其进行个体化评估、指导。

哪些人不适合预防性服用阿司匹林？

第一类，出血风险大的人群。包括患有血小板减少、凝血系统疾病，既往有出血史，以及正在服用影响凝血药物的人群；

第二类，消化道疾病人群，主要是消化道溃疡。既往有过胃肠道出血，或者幽门螺杆菌感染未根除的人群也不适合；

第三类，对阿司匹林过敏的人群；

第四类，血压没有控制在 140/90 毫米汞柱以下的人群。

但凡出现以上其中一种情况，阿司匹林用药就要"一票否决"。

讲一讲预防性服用阿司匹林期间需要注意些什么？

第一，很多处方药物（比如激素、抗凝药、抗抑郁药和布洛芬等其他非甾体类抗炎药）可能会增加服用阿司匹林出血的风险。还有一些容易被忽视的草药和保健品，比如丹参、银杏、麻黄、鱼油，也不适宜长期与阿司匹林合用。你在使用其他药物之前最好先咨询医生或药师。

第二，出血风险并非一成不变，使用过程中要进行定期动态评估。如果出现身上有出血点、大便变黑这样的出血情况，需要立刻就诊。

第三，在用药之前要先处理好胃肠道的疾病，把可能引起溃疡的幽门螺杆菌也要根除掉。如果平时常有胃不舒服，也可以考虑联合服用一些护胃的药物。

第四，阿司匹林并不是神药，吃了阿司匹林不等于上了不患心血管疾病的保险，遵循健康生活方式（戒烟限酒、管住嘴、迈开腿），控制好三高也很重要。

　　世界上没有神药，药物用对了方法，才能对我们身体健康有所助益，用错了则可能造成严重后果，因此用药需要专业医务人员指导。

（张皓楠　彭明辉）

华法林用药秘籍

一位心脏手术的老奶奶，术后开始服用华法林："听说华法林用药很危险，一不小心就吃到出血，医生这可怎么办？"

知己知彼，百战不殆！我们首先要了解华法林到底是什么？

在我们的血液系统中，凝血因子Ⅱ、Ⅶ、Ⅸ、Ⅹ几名成员发挥着十分重要的凝血作用，但是这几名成员在通常情况下是没有活性的，需要维生素K参与进行活化，活化之后我们的身体就能凝血。这也是为什么我们的皮肤被划了一道口子出血之后，自己也能慢慢止血缘故。

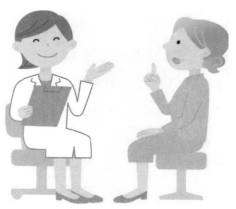

图 11　用药咨询

而华法林作为幕后大手，能抑制维生素 K 的作用，那么几名凝血因子大将就处于静止状态，血液就不易凝固，这也就解释了为什么吃华法林容易导致出血。但临床也恰好利用这种特性，用来防治各种血栓栓塞性疾病，如：心房颤动和（或）心脏瓣膜置换术后所致血栓栓塞、深静脉血栓形成和肺栓塞等。

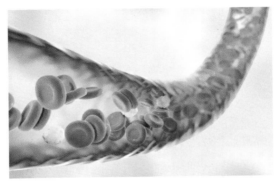

图 12　血细胞

那么，我们平时居家服用华法林需要注意些什么？

1. 定时服用药物

华法林抗凝作用超过 24 小时，可设置好闹钟每天在同一时间服用。如果在规定时间忘记服用，应在同一天尽快服用规定剂量，第二天切勿服用两倍剂量。另外，进食对华法林无明显影响，饭前饭后均可服用。

2. 规律监测 INR（国际标准化比值）

华法林作用的窗口比较小，所以我们需要定期进行血液检查凝血功能，评估华法林服用剂量是否需要调整。一般来说最佳的抗凝强度目标值为 INR 2.0~3.0，过低疗效不足，过高则出血风险增大。但不同疾病其目标值略有不同，遵医嘱即可。

当 INR 稳定达到目标值后，可以每四周监测一次，在此之前，监测频率均应依医嘱而定。

3. 注意饮食

华法林的作用可被饮食影响，如增强华法林抗凝作用的食物有：芒果、鱼油、葡萄柚、当归、枸杞等；而减弱华法林抗凝作用的食物有：含有大量维生素 K 的食物（如绿叶蔬菜、甘蓝、胡萝卜）、鳄梨、豆奶、人参等。虽然食物对华法林影响颇大，但并不意味着不再接触这类食物，而是保持饮食结构的稳定，不要突然大量食用这些食物，做到循序渐进。

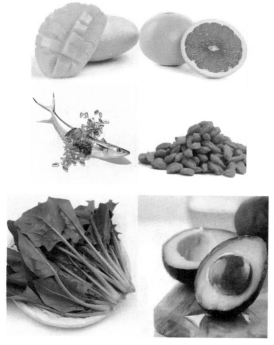

图 13 上图：增强华法林抗凝作用的食物
         下图：减弱华法林抗凝作用的食物

4. 谨慎使用药物

药物很容易干扰华法林的作用，如增强华法林抗凝作用的药物有：抗感染药物（环丙沙星、磺胺类、氟康唑、阿奇霉素等）、非甾体消炎药（阿司匹林、对乙酰氨基酚、塞来昔布等）、胺碘酮、奥美拉唑等；而像利福平、巴比妥类药物、口服避孕药等则会减弱华法林的抗凝作用，因此在服用华法林期间没有经过医生许可最好不要擅自服用其他药物。

5.注意不良反应

服用华法林最常见的副作用反应为出血，轻微出血如鼻出血、牙龈出血、皮肤黏膜瘀斑、月经过多等；严重出血时则表现为肉眼血尿、呕血、黑便、血便等，更甚者可出现颅内出血（表现为头痛、视力减退等）。其他偶见不良反应为皮肤坏死、肢体坏疽、恶心、呕吐、腹泻等，若发生以上情况，请立即就医。

6.孕期及哺乳期用药

华法林可通过胎盘干扰胎儿的骨代谢，进而导致畸胎，因此孕妇禁用华法林。同时，建议有生育能力的女性在华法林治疗期间和末次剂量后至少一个月内采取有效的避孕措施。除此之外，目前没有研究表明哺乳期妇女服用华法林会影响胎儿，可能是分泌到乳汁中的华法林含量极少，因此哺乳期服药还是相对安全的。

7.其他

尽量不要饮酒，会影响华法林代谢。尽量不要剧烈运动，避免受伤，刷牙可用软毛刷。在就诊卡上标明目前正服用华法林，特别是需要进行拔牙或者其他有创操作时，请务必告知你的接诊医生。

以上就是我们的秘籍，相信经过修炼，一定能化为保护华法林用药患者的内功！

（王文霞 韩艳）

No. 1656816

处方笺

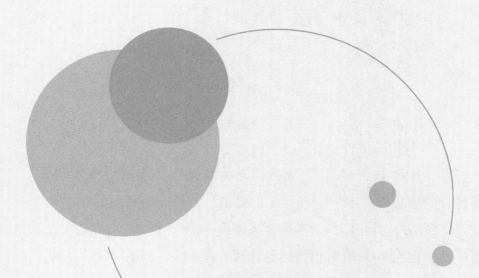

家庭常见疾病

热点问题

医师：＿＿＿＿＿＿＿＿＿＿

临床名医的心血之作……

内分泌系统疾病

肥胖药物：真"一药永逸"吗？

目前，肥胖较为常见，"从明天开始减肥"仿佛成为许多超重 / 肥胖患者的口头禅。由于中青年工作繁忙，有较少的精力放在饮食、运动和行为方式干预上，期望能够拥有一种"神药"，能显著减重。那么目前有哪些治疗肥胖的药物呢？真的能"一药永逸"吗？

肥胖定义

我国指南通常以 BMI 来定义肥胖，BMI 即为体重指数，BMI= 体重（千克）/ [身高（米）]^2，当 $24 \leqslant$ BMI < 27.9 千克 / 米 ^{2}，为超重；当 BMI $\geqslant 28$ 千克/米^{2}时，为肥胖。中心型肥胖也可以用腰围判定，女性腰围 $\geqslant 85$ 厘米，男性腰围 $\geqslant 90$ 厘米可以定义为成人中心型肥胖。

我国批准上市的药物

美国食品药品监督管理局批准的用于治疗肥胖的药物较多，但目前我国获得国家药品监督管理局批准的用于治疗肥胖的药物只有奥利司他，《超重或肥胖人群体重管理流程的专家共识（2021 年）》指出成人肥胖患者药物治疗的适应证如下：

（1）BMI ≥ 24 千克 / 米 ^{2} 且有糖尿病、高血压、血脂异常、脂肪肝、肥胖引起呼吸困难或有阻塞性睡眠呼吸暂停综合征等危险因素的患者。

（2）BMI ≥ 28 千克 / 米 ^{2}，无论是否有并发症，经生活方式干预后未达到治疗目标者。

真的能"一药永逸"吗？

服用任何药物都需定期评估药物治疗的安全性和有效性，治疗肥胖的药物也不能排外，服药前要考虑到药物禁忌证、不良反应以及注意事项等。

（1）禁忌证

奥利司他不适用于妊娠、慢性吸收不良综合征、胆汁淤积症患者以及器质性肥胖的患者。

（2）不良反应

主要不良反应为胃肠道不适、排气增多、脂肪性大便、脂肪泄、大便次数增多，甚至一些胃肠道急性反应。此外也有上下呼吸道感染、头痛、月经失调、焦虑等情况。

（3）注意事项

肥胖治疗的重要措施依旧是饮食控制、运动疗法和生活方式改变，药物治疗仅作为辅助治疗，故患者一定要根据自己身体情况服用药物，不能盲目用药，更不能随意增加剂量，切忌心急。

（刘茹　邹健）

骨质疏松症的预防

老年人摔倒很容易发生骨折往往是因为骨质疏松症，而骨质疏松症的早期预防可以大大减少脆性骨折的发生，提高老年人的生活质量。如何有效地进行骨质疏松症的预防呢？且看下文。

不同年龄段预防要点不同

（1）0~30岁左右：此阶段骨量处于累积过程并达峰值，故一定要通过合理膳食和加强运动进行储备骨量。

（2）30~60岁左右：维持骨骼健康，保持骨量稳定或减缓骨量下降的速度。

（3）60岁以后：筛查骨质疏松症，预防跌倒和骨折。

吃得好

钙有助于骨骼生长，维生素 D 有助于骨骼吸收钙，故要通过每日膳食获取足够的钙和维生素 D，建议服用富含钙和适量蛋白质的膳食，如牛奶、豆制品和蔬菜；同时，避免嗜烟、酗酒，慎用影响骨代谢的药物。

晒得好

适当户外活动和日照，有助于形成活性维生素 D 从而促进钙的吸收，维护骨健康。

动得好

运动对于促进钙吸收和维持骨量具有重要作用，特别是抗阻运动，所以推荐各年龄段人群都要进行适量的运动。

骨健康基本补充剂

（1）钙剂：成人每日推荐摄入 800 毫克元素钙，绝经后妇女和老年人每日钙摄入推荐剂量为 1000 毫克；首先食物补钙，食物摄入不足则考虑钙剂补充。膳食营养调查我国老年人平均每日食物摄入 400 毫克，故平均每日应补充元素钙 500~600 毫克。

（2）维生素 D：成年人推荐为 200U（5 微克）/天，老年人推荐为 400~800U/天；若食物摄入不足，则可考虑服用维生素 D 补充剂。

其他注意事项

（1）采取防止跌倒的各种措施，注意是否有增加跌倒危险的疾病和药物。

（2）加强自身和环境的保护措施（包括各种关节保护器）等。

（刘茹　邹健）

有一种病称为"富贵病"

民间有一种"富贵病",医学上称为糖尿病,其中 2 型糖尿病占绝大多数。我国 2 型糖尿病的患病率为 10.4%,男性和女性患病率分别为 11.1% 和 9.6%,男性高于女性,糖尿病患病率逐年升高。肥胖和超重人群糖尿病患病率较高。广大群众应该重视自身血糖的监测和糖尿病的预防。

糖尿病筛查需要做哪些检查?

糖尿病分为 1 型、2 型、特殊类型和妊娠时期的糖尿病,其中 2 型糖尿病最为常见。正常人空腹血糖在 3.9~6.1 毫摩尔 / 升,餐后两小时血糖 <7.8 毫摩尔 / 升。糖尿病筛查常推荐空腹血糖检测和葡萄糖耐量试验。空腹血糖是清晨空腹状态(至少 8 小时没有进食热量食物)下的静脉血糖值,测量空腹血糖最好选择在清晨 6~8 点,测量之前不用降糖药、不吃早餐、不运动。当静脉空腹血糖高于正常且怀疑糖尿病时,应进一步做葡萄糖耐量试验。试验当日早晨空腹静脉取血后,于 3~5 分钟内喝下 300 毫升含 75 克葡萄糖的糖水,从喝第一口开始计时,分别于 30 分钟、60 分钟、120 分钟及 180 分钟时抽取静脉血送检,分别测定上述五个时间点的血糖值。整个试

验中不吸烟、喝咖啡、喝茶或进食。

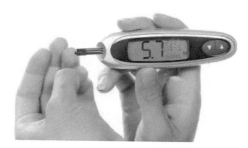

图 14　血糖检测

糖尿病的高危因素有哪些？

　　糖尿病的危险因素包括：年龄 >40 岁、糖尿病家族史、有妊娠糖尿病病史、已经有高血压或高脂血症，或者有动脉粥样硬化性心血管疾病、超重（BMI ≥ 24 千克/米^2）或肥胖（BMI ≥ 28 千克/米^2）、中心性肥胖（男性腰围≥ 90 厘米，女性腰围≥ 85 厘米）、血糖已经高于正常但还未达到糖尿病的诊断标准者等。

糖尿病会造成哪些危害？

　　糖尿病会造成心脏、大脑、肾脏、血管、神经和皮肤等组织器官的危害。糖尿病患者短期内血糖控制不佳，可能会出现急性并发症，如糖尿病酮症酸中毒和糖尿病高渗性昏迷。糖尿病患者血糖长期控制不佳，会出现慢性并发症，包括大血管和微血管的病变。糖尿病大血管病变常见于心脏、脑血管的损害，引起脑梗死、冠心病等；对周围血管的危害主要以下肢动脉粥样硬化为主，导致下肢的缺血缺氧。糖尿病微血管病变常见于肾脏和视网膜的损害，对肾脏的危害主要由于高血糖加重肾脏的负担，促进糖尿病肾病的发生，早期主要表现为蛋白尿，晚期会出现肾功能衰竭，是 2 型糖尿病最主要的死亡原因；糖尿病视网膜病变会引起患者视力下降甚至失明。

如何预防糖尿病的发生和进展?

对于糖尿病高危人群,建议每年至少检测一次空腹血糖,必要时进行葡萄糖耐量试验了解糖负荷后两小时血糖情况,避免糖尿病的漏诊。倡导合理膳食、维持健康体重、适量运动、限盐、戒烟、限制饮酒。此外,还应进行针对性的健康指导,加强自我管理,以便早发现、早诊断和早治疗。对于已诊断为糖尿病的患者,需要注意血糖的监测和控制,延缓其并发症的发生,并定期评估糖尿病并发症。

(郑辉超　周敬)

呼吸系统

打呼噜可能也是病?
睡眠呼吸暂停综合征要当心

阻塞性睡眠呼吸暂停(obstructive sleep apnea,OSA)是一种常见的睡眠呼吸疾病,在我国约有 1.76 亿患者,患病人数居全球首位。随着超重和肥胖人群的不断增多,本病的患病率还会相应升高,而该病最突出的症状表现就是"打呼噜"。

那什么是阻塞性睡眠呼吸暂停低通气综合征呢?它有哪些危害以及如何进行筛查。希望这篇文章能解答你的一些疑惑。

什么是阻塞性睡眠呼吸暂停低通气综合征?

阻塞性睡眠呼吸暂停是一种常见的睡眠呼吸疾病,指患者在睡眠过程中反复出现呼吸暂停,如合并低通气时也称为阻塞性睡眠呼吸暂停低通气综合征(obstructive sleep apnea hypopnea syndrome,OSAHS)。

简单来说,就是我们在睡觉的时候由于某种原因出现呼吸突然停止、喘不过气来、呼吸不顺畅的症状。

阻塞性睡眠呼吸暂停主要表现为什么？

（1）夜间睡眠过程中打鼾且鼾声不规律；

（2）呼吸及睡眠节律紊乱，反复出现呼吸暂停及觉醒，或患者自觉憋气甚至反复被憋醒、夜尿增多；

（3）晨起头痛、头晕和口咽干燥；

（4）白天嗜睡明显，记忆力下降，严重者可出现心理智力、行为异常；

（5）可合并高血压、冠心病、心律失常（特别是以慢性心律失常为主）、心力衰竭、慢性肺源性心脏病、脑卒中、2型糖尿病及胰岛素抵抗、肾功能损害以及非酒精性肝损害，并有进行性体重增加。

阻塞性睡眠呼吸暂停有哪些危害？

（1）由于夜间反复出现大脑皮层的觉醒反应，正常睡眠结构和节律被破坏，睡眠效率明显降低，从而导致白天出现嗜睡，记忆力下降，严重者出现认知功能下降，行为异常。

（2）夜间反复发生的呼吸暂停和低通气造成慢性间歇低氧，二氧化碳滞留，交感神经兴奋性升高，全身炎症反应以及氧化应激反应增强，抗氧化能力不足，从而引发或加重心脑血管疾病及代谢紊乱，尤其是2型糖尿病和胰岛素抵抗。

（3）对某些职业人群，OSAHS除了影响个体健康，还会带来公共安全问题，如职业司机、飞行员、消防员或其他从事危险工作（如高空作业、伐木等）者，这些人群均属于OSAHS筛查对象。

（4）目前普遍认为OSA是一种全身性疾病，同时又是引起猝死、道路交通事故的重要原因，因而是一个严重的社会问题。此外，围手术期人群也是OSA筛查对象。

简单来讲，睡眠作为生命所必需的过程，是机体复原、整合和巩固记忆的重要环节，高质量的睡眠可以消除疲劳、恢复体力、增强免疫力，促进机体的生长发育。阻塞性睡眠呼吸暂停低通气综合征，在睡眠过程中反复出现呼吸暂停和低通气，使睡眠质量降低，扰乱机体的生理节律，影响人精力的恢复，长期如此，还会导致人体代谢长期紊乱，血压、血糖等无法被有效控制。

如何进行阻塞性睡眠呼吸暂停的筛查？

多导睡眠仪（PSG）监测诊断 OSAHS 的标准手段，包括：脑电图，二导眼电图，下颌颊肌电图，心电图，口、鼻呼吸气流和胸腹呼吸运动，动脉氧饱和度，体位，鼾声，胫前肌肌电图等。按照正规筛查，一般需要监测整夜不少于 7 小时的睡眠。

目前 OSA 的防治主要以三级甲等综合性医院为主，因此，如须进行阻塞性睡眠呼吸暂停的筛查，建议大家可以到综合医院的"耳鼻喉科"或"呼吸科"（建议咨询当地医院，以医院业务安排为准）咨询就诊。

（许雅鑫　邹健）

"阳康"之后总是咳嗽，需要治疗吗？

"奥密克戎病毒感染一个月了，抗原早已阴性，可就是这个咳嗽，总是不停……"这是全科医生在门诊时经常听到的主诉。新冠感染后，许多患者在最初出现症状后 2~3 周会存在持续性咳嗽，而这些咳嗽症状，大多能在三个月内缓解，少部分则会持续更长时间。

那么，"阳康"之后，其他症状都好了，咳嗽却总是不停，这是什么原因呢？咳嗽需要治疗吗？什么方法可以缓解咳嗽呢？今天就让我们来——解答这些疑惑。

为什么感染新冠后会咳嗽？

首先，"咳嗽"并不是一件坏事，它是一种人体自我保护机制。

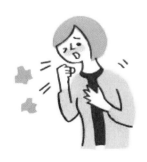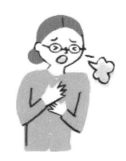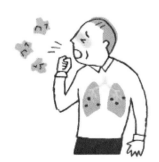

图 15 咳嗽症状持续发生

新冠病毒的感染，通常会损伤我们的呼吸道黏膜，导致黏膜被破坏，引起免疫细胞聚集于此处。不妨将我们的呼吸道黏膜想象成一个战场，免疫细胞们在此参与战斗，完成任务后，通过咳嗽和咳痰的动作，将呼吸道分泌物排出体外，清理一片狼藉的战场。而清理战场的过程需要一定时间，因此，即便抗原已转阴，咳嗽仍会继续。

咳嗽一直持续，会是肺炎吗？何时需要就医？

咳嗽和肺炎是不同的概念，咳嗽仅是疾病的症状，而肺炎则是一类疾病，二者的联系是，肺炎可出现咳嗽的症状。如果发现咳嗽合有以下症状时，则提示可能出现了肺部感染，应把握时机及时就医。

（1）发热或低体温：发热是感染性疾病最常见的症状。需要特别注意的是，有些重症肺炎反而表现为低体温；

（2）咳脓痰：通常提示着肺部感染的发生；

（3）胸痛：发热、咳嗽、咳痰，同时伴有胸痛症状，提示存在肺部感染；

（4）呼吸困难：咳嗽伴呼吸困难，常见于呼吸系统或心血管系统疾病，须及时就诊；

（5）咯血或痰中带血：多由呼吸道及肺血管破裂出血导致。

若咳嗽严重，影响日常工作或睡眠，或持续三周以上，建议去医院就诊。

怎样缓解咳嗽？

（1）饮温水，多休息，避免剧烈运动：减轻由于咽喉部干痒引起的干咳，同时可以湿润呼吸道，减少咳嗽；

（2）调整姿势：高枕卧位、半卧位或坐位，睡觉时用枕头将颈部抬高，有助于减少鼻腔内分泌物流到咽部引起的夜间咳嗽；

（3）保暖，避免接触冷空气：干燥、寒冷都是干咳的刺激因素，尽量保证室内环境温暖且湿润；

（4）清洁鼻腔：用生理盐水洗鼻是基础的鼻腔清洁措施，可缓解流涕在鼻部内滞留的症状，同时也能帮助减轻咳嗽；

（5）适当用药：一般轻度咳嗽不需要特殊治疗；若痰多或痰不易咳出，可服用乙酰半胱氨酸、盐酸氨溴索等祛痰药；如咳嗽以干咳为主，可服用右美沙芬、复方甲氧那明胶囊、抗组胺药等。

（周烨镁　戴维）

为什么咳嗽老不好？

　　咳嗽是一种防御性反射，有利于清除呼吸道的分泌物和有害因子，但频繁剧烈地咳嗽会对我们的工作、生活造成严重影响。慢性咳嗽是指持续八周以上的咳嗽症状，是许多疾病的常见表现之一，包括慢性支气管炎、哮喘、肺气肿、心力衰竭、肺结核、肺癌等。由于病因复杂，治疗难度大，使得许多患者常常感到"咳嗽老不好"。本文将从慢性咳嗽的病因、诊断、治疗、预防和常见问题等方面进行介绍和分析。

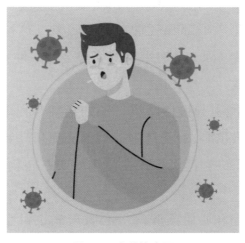

图 16　咳嗽的病因

病因

慢性咳嗽的病因较多，主要包括以下几个方面。

1. 支气管炎和慢性阻塞性肺病（COPD）

支气管炎和 COPD 是慢性咳嗽的常见原因。这些疾病通常由反复感染、吸入有害气体或粉尘、长期吸烟等因素引起，导致呼吸道受损。患者会出现咳嗽、咳痰等症状，同时还会伴有气喘、呼吸困难等症状。

2. 哮喘

哮喘是一种常见的慢性呼吸道疾病，患者常常出现阵发性的喘息、呼吸急促和咳嗽等症状，慢性咳嗽也是哮喘的一个常见表现。在咳嗽变异性哮喘患者中，咳嗽是其唯一或主要临床表现，而无明显喘息、气促等症状或体征。

3. 变应性咳嗽

主要是过敏因素导致的一种咳嗽的临床症状。是以刺激性干咳为主要表现的长期慢性咳嗽。

4. 胃食管反流性咳嗽

胃酸反流也是引起慢性咳嗽的原因之一。当胃酸从胃中逆流到食管和喉部时，会刺激喉部和气管，引起咳嗽。这种症状通常在晚上和睡眠时更为明显，因为此时平躺的姿势会让酸性液体更容易逆流。

5. 药物性咳嗽

某些药物也可能引起慢性咳嗽，例如某某普利等血管紧张素转化酶抑制剂和某某洛尔等 β 受体阻滞剂等高血压药物。如果患者出现慢性咳嗽症状，应该告诉医生正在使用的所有药物。

6. 心脏疾病

慢性心力衰竭和心脏瓣膜病等心脏疾病也可引起慢性咳嗽。心脏疾病引起的咳嗽常常伴随有呼吸困难、水肿等症状。

7.肺部肿瘤

肺癌是慢性咳嗽的一个严重病因。肺癌患者经常出现咳嗽、咳痰、呼吸困难等症状，且这些症状常常在癌症晚期才显现出来。

多数慢性咳嗽患者可获明确诊断，并在针对性治疗后治愈或缓解。然而，有一部分慢性咳嗽患者即使进行了全面检查、治疗之后，病因仍无法明确，称之为不明原因慢性咳嗽或特发性咳嗽。

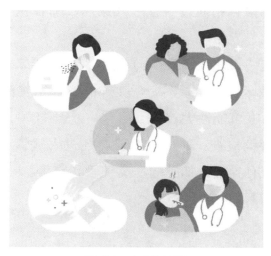

图 17　咳嗽的诊断

诊断

对于慢性咳嗽的患者，需要进行全面的身体检查和相关检查以明确病因。

1.详细的病史询问

医生会详细询问患者的病史，包括病程、症状、家族史、吸烟史等信息，这些信息有助于确定疾病的可能性。

2.体格检查

医生会进行全面的体格检查，包括听诊、观察皮肤黏膜、测量体温、血压等。

3. 相关检查

相关检查有助于确定慢性咳嗽的病因。包括：

（1）血常规：用于评估有无感染或变应性疾病；

（2）过敏原检查：用于检测是否有过敏引起的炎症和咳嗽；

（3）胸部X线或CT检查：用于检查肺部是否有异常，如肺炎、肺结核、肺气肿等；

（4）肺功能检查：通过检查呼气流速、肺容积等指标来评估肺功能是否正常；

（5）呼出气一氧化氮（FeNO）检测：是近年来开展的一项无创气道炎症检查技术。FeNO增高（>32 ppb）提示嗜酸粒细胞性炎症或激素敏感性咳嗽可能性大；

（6）支气管镜检查：通过口腔或鼻孔进入气管和支气管，观察支气管内部是否有异常，如肿瘤、支气管狭窄等。

治疗

治疗慢性咳嗽需要根据具体病因进行针对性治疗。治疗的目的是减轻症状、预防并发症、改善生活质量。

1. 病因治疗

对于慢性咳嗽的病因进行治疗是关键。例如，对于哮喘引起的慢性咳嗽，治疗方案包括避免接触过敏原、口服或吸入激素和支气管扩张剂等药物。对于慢性阻塞性肺疾病引起的慢性咳嗽，需要戒烟，及时采用支气管扩张剂、激素、抗生素等药物治疗，并进行营养支持、呼吸康复等非药物治疗，并有时需要吸氧或使用呼吸机等措施。

2. 对症治疗

如果慢性咳嗽不是由于明显的疾病引起，可以采用对症治疗措施来缓解症状。例如，口服或局部使用止咳药、黏液溶解剂等药物可以减轻咳嗽症状。

3. 生活方式干预

除了药物治疗，慢性咳嗽患者还应注意改善生活方式，如戒烟、避免接触过敏原、保持室内空气流通等。

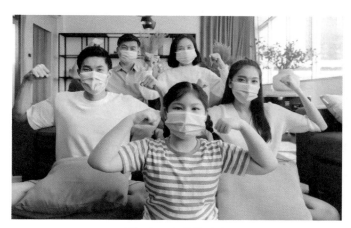

图 18　咳嗽的预防

预防措施

1. 戒烟

吸烟是引起慢性咳嗽的主要原因之一。如果您吸烟，请尽快戒烟。

2. 避免有害环境

避免暴露在化学品、尘埃、污染物、二手烟等有害环境中。

3. 接种疫苗

接种肺炎球菌疫苗和流感疫苗等可以帮助预防呼吸道感染。

4. 保持健康的生活方式

规律作息，避免过度劳累和精神紧张；注意保暖，避免受凉感冒；保持健康的饮食，注意营养搭配，饮食清淡，尽量避免食用过于油腻、辛辣或刺激性的食物，多食用富含维生素 C 和蛋白质的食物，如新鲜蔬菜、水果和海鲜等；适度的体育锻炼可以促进呼吸道的通畅，增强身体免疫力，对慢性咳嗽有很好的辅助治疗作用，如快走、慢跑、游泳、瑜伽、骑行等，但要注意避免过度运动，以免加重症状。

5. 避免接触过敏原

对于有过敏史的人，需要避免接触过敏原，如宠物、花粉、尘螨等，并采取适当的过敏治疗措施。

6. 避免药物滥用

避免不必要的药物使用，特别是长期使用某些药物，如止咳药和鼻塞药。

7. 定期体检

定期进行身体检查和呼吸功能测试，可以及早发现并治疗呼吸道疾病。

常见的慢性咳嗽相关问题

1. 是否需要长期服用止咳药

如果慢性咳嗽的原因已经明确，例如由于哮喘、慢性支气管炎等原因引起的咳嗽，就需要采取针对性治疗，而不是仅仅通过止咳药控制症状。但是，如果仅仅是由于病毒感染或过敏引起的咳嗽，症状通常会随着时间的推移自行消失，因此不需要长期服用止咳药。

2. 是否需要进一步检查

如果慢性咳嗽持续数周或数月，并且不断加重或伴随其他症状（如呼吸困难、胸痛等），则需要至医院进行进一步检查，以了解咳嗽的原因。

3. 是否需要避免某些食物或饮料

对于一些人来说，某些食物或饮料可能会刺激气道并引起咳嗽。例如，辛辣食品、咖啡和酒精等都可能引起咳嗽。因此，如果你注意到某些食物或饮料会引起咳嗽，请尝试避免或减少其摄入。

4.是否需要接种疫苗

对于一些疾病，如流感和肺炎，接种疫苗可以有效预防疾病的发生，从而减少慢性咳嗽的发生。因此，如果你属于高风险人群（老年人；患有慢性疾病人群：如患慢性肺部疾病、慢性心血管疾病、糖尿病、慢性肝病者等；存在免疫功能受损的情况：如脾功能受损、先天性或获得性免疫缺陷、慢性肾衰竭、肾病综合征、血液系统恶性肿瘤、需要化疗者、器官移植者等），则建议接种相应的疫苗。

总之，慢性咳嗽虽然不是致命的疾病，但可能会给患者的生活带来很大的困扰。如果出现慢性咳嗽症状，应及时就医，明确病因并采取针对性治疗措施。同时，保持健康的生活方式也有助于预防慢性咳嗽的发生。

（王启哲　戴维）

远离哮喘，自由呼吸

我们总是在影视剧中看到角色"一言不合"就哮喘发作，发病后吸入药物急救后症状才有所缓解。这是夸张还是事实？

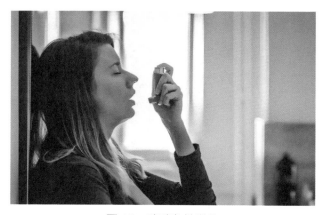

图 19　哮喘急性发作

为了揭开谜底，我们首先要弄清楚什么是哮喘？什么是哮喘急性发作？

哮喘是支气管哮喘的简称，是一种以慢性气道炎症和气道高反应为特征的异质性疾病，常表现为反复发作的喘息、气急，伴或不伴随胸闷、咳嗽等症状。简而言之就是气道的慢性炎症导致它极为敏感，一有刺激就气管收缩、痉挛，长期迁延不愈就使气道发生重构，更加不易好转了。

哮喘急性发作是指喘息、咳嗽、胸闷等症状突然发生，或者原有症状急剧加重，伴有呼吸困难，常被各种刺激诱发，通常需要改变治疗药物。这个时候气道处于严重痉挛状态，宛若被人掐住喉咙，氧气吸不到肺里去、二氧化碳出不来，如若治疗不及时，甚至可危及生命。

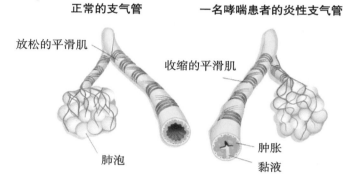

图20 正常人与哮喘患者支气管解剖示意图

所以影视剧中出现的情况还真可能是存在的，那么哪些患者的急性发作风险较高呢？

（1）哮喘症状没有控制；

（2）过量使用短效 β_2 受体激动剂（沙丁胺醇、特布他林等）；

（3）吸入糖皮质激素（ICS）用量不足，比如：没有应用 ICS、用药依从性差或者吸入装置操作不当；

（4）有未控制的精神心理问题；

（5）吸烟；

（6）有合并症：肥胖，过敏性鼻炎，食物过敏；

（7）痰及血中嗜酸性粒细胞高，呼出气一氧化氮（FeNO）升高；

（8）肺功能检查中第一秒呼气容积（FEV_1）低，特别是 FEV_1 占预计值百分比低于60%；

（9）妊娠。

那什么因素会诱发哮喘急性发作?

呼吸道感染

多种病毒感染,包括鼻病毒、流感病毒等以及细菌感染均可诱发哮喘急性发作。有研究表明,急性上呼吸道感染是哮喘急性发作住院治疗最主要的诱发因素。

冬天是感冒和流感的高发季节,感冒后可引起气道反应性增高,再加上冷空气持续刺激,可引起气道痉挛,诱发或加重哮喘症状。因此要尽量避免呼吸道感染,有条件者可接种流感或肺炎疫苗,注意保暖,少去人群密集场所,室内注意通风。

过敏原吸入

环境中的过敏原是诱发哮喘的重要因素,可分为室内过敏原及室外过敏原。室内过敏原包括尘螨、宠物皮毛、蟑螂及霉菌等,室外过敏原包括花粉、雾霾、汽车尾气等。另外有些职业相关的过敏原,如油漆、染发剂、活性染料、面粉加工等。我国哮喘患者最主要的过敏原是尘螨。

吸烟

吸烟是哮喘发作的触发因素,香烟里面的焦油、尼古丁等会刺激气道,诱发哮喘发作。另外吸入性糖皮质激素(ICS)是治疗哮喘最有效的药物,但是吸烟会使糖皮质激素在哮喘患者中的疗效降低,甚至出现抵抗现象。所以哮喘患者必须戒烟,尽量远离二手烟。

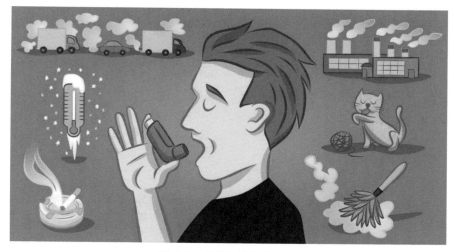

图 21　哮喘急性发作诱因

天气变化

冷空气、空气湿度及气压变化均可诱发哮喘，温差变化大、湿度大或气压低的地区哮喘发病率明显升高。

运动

运动是哮喘常见的诱发因素，机制可能与过度通气诱发支气管痉挛有关，多见于青少年、运动员及控制不佳的哮喘患者。

但是这并不意味着哮喘患者不能运动，相反，适度运动可以增强免疫力、改善心肺功能。这类人群可以选择比较舒缓的运动，比如瑜伽、游泳等，运动时一定随身携带哮喘急救药物，若运动时感到胸闷不适，应立即终止运动。

药物

由药物过敏引起的哮喘发作。常见的有阿司匹林等非甾体消炎药，青霉素、磺胺类等抗菌药物和造影剂等，以及由药物不良反应引起的哮喘发作，如 β 受体阻滞剂（普萘洛尔、美托洛尔）。

食物及食物添加剂

主要见于儿童及婴幼儿，容易过敏的常见食物：鸡蛋、牛奶、坚果、豆制品、鱼虾蟹等海产品，某些食物添加剂（防腐剂、亚硝酸盐等）也可诱发哮喘。

精神心理因素

焦虑及剧烈的情绪变化等因素也可诱发哮喘。

内分泌因素

部分妇女月经期及妊娠期哮喘症状加重，可能与体内激素变化有关。

（王文霞　韩艳）

心血管系统

慢性心血管疾病患者如何在居家环境下开展运动训练？

哪些慢性心血管疾病患者适合开展居家运动训练？

为了确保运动训练的安全性，高血压、高脂血症、糖尿病、冠心病、慢性心力衰竭等心血管疾病患者需要到医疗机构心脏康复中心进行评估，评估通过方可开展居家运动训练。

运动处方是什么？

康复医师为患者量身定制个体化的运动训练方案在医学上叫"运动处方"，包括运动强度、运动持续时间、运动频率及运动方式等关键信息。在运动处方指导下，患者可以有目的、有计划地进行运动训练。

如何在居家环境中判断运动强度是否达标？

第一种方法是储备心率法。运动前你需要了解自己的心率，通过以下公式计算出自己的靶心率：

靶心率 = 储备心率 * 运动强度百分比 + 静息心率

[储备心率＝最大心率－静息心率]

举例：60岁中老年人最大心率为160次/分，静止心率为60次/分，储备心率为100次/分，运动强度定在储备心率的40%~60%，该患者合适的目标心率为100~120次/分。

通过佩戴心率监测手环可以方便获得实时心率情况，运动时尽可能使心率处在目标心率范围内，确保运动安全性。

而对于某些不适合使用储备心率法的情况（如房颤、服用抗心律失常药物等），可以使用第二种方法即主观疲劳量表（RPE）评估（见表2），RPE评分通常控制在12~14分。

居家运动训练有哪些运动方式？

居家运动训练鼓励患者将规律活动融入日常生活，探索自身的最佳运动方案。慢性心血管疾病患者采用的运动方式一般有以下几种：

（1）有氧运动：由有氧代谢提供所需能量为有氧运动，游泳、慢跑、快走、骑自行车、跳有氧操都是常见的有氧运动。虽运动强度低，但有节奏、持续时间长，患者对其耐受性良好。

表 2　主观疲劳量表（RPE）

RPE 分级	主观运动感觉	对应参考心率
6	安静、不费力	静息心率
7	极其轻松	70 次/分钟
8		
9	很轻松	90 次/分钟
10	轻松	
11		110 次/分钟
12		
13	有点吃力	130 次/分钟
14		

续表

RPE 分级	主观运动感觉	对应参考心率
15	吃力	150 次 / 分钟
16		
17	非常吃力	170 次 / 分钟
18		
19	极其吃力	195 次 / 分钟
20	精疲力竭	最大心率

（2）抗阻训练：抗阻训练又称为力量训练，可以提高局部肌肉力量，显著提高日常活动能力。抗阻训练特别适合老年人、妇女等合并肌少症的患者，可以使用弹力带、哑铃等器械针对特定的肌肉群进行训练。但是抗阻训练仅是有氧运动的补充，并不能取代有氧运动。

（3）柔韧性训练：通过拉伸关节肌腱、韧带、肌肉等软组织，使患者肌肉骨骼功能达到最佳状态。在运动前后患者通过压腿、背部及四肢拉伸等动作进行柔韧性训练放松肌肉，避免运动损伤。中老年患者也可以选择太极拳、八段锦等方式进行柔韧训练。

（4）呼吸肌训练：此外，慢性心力衰竭患者可以通过呼吸肌训练改善呼吸肌肌力、减轻呼吸困难症状，缩唇呼吸训练（吸气时闭嘴用鼻缓慢吸气，呼气时嘴唇半闭类似于吹口哨的嘴型，使气体缓慢均匀地从两唇间缓缓吹出）、腹式呼吸训练（鼻子慢慢深吸气将腹部鼓起，然后以口呼气尽量将腹内收，尽量延长呼气时间）是常用的方法。

居家运动训练时有什么注意事项？

对于肥胖患者，可以通过增加运动次数或延长每次运动时间提高患者的运动耐受性，逐渐递增达到每周消耗 1000~2000 千卡的目标（包括日常体力活动消耗的能量）。

高血压患者可采用步行、慢跑等有氧方式，每天锻炼 30~60 分钟，运动强度达到 40%~60% 的心率储备（相当于 RPE 评分 11~13 分）。高血压患者需要了解自身对不同活动的血压反应，避免活动时血压过度升高导致脑出血、心肌梗死等心脑血管急性事件发生。此外，建议老年患者在运动过程中尽量避免体位快速转变（如坐位转为站立位、卧位转为站立位）诱发体位性低血压。

对于糖尿病患者，建议运动强度达到 40%~60% 的储备心率（相当于 RPE 评分 11~13 分），每周运动 3~7 天，并且两次运动间隔不超过 48 小时，每周至少累计 150 分钟有氧运动（如步行）。建议在运动前监测血糖，运动中准备糖果，尽可能在运动训练过程避免低血糖发生。

冠心病患者需要了解在运动过程中可能产生胸闷胸痛等不适，运动前需要热身。运动时建议佩戴可以反映实时心率、血压的手环，并予以记录，以便后续调整运动方案。此外建议准备急救药品，如硝酸甘油等。

慢性心力衰竭患者可采用步行、太极拳等有氧运动方式，每周运动 ≥ 5 天，每次运动 20~60 分钟，运动强度达到 PRE 12~14 分。锻炼初期可用间歇性运动代替持续性运动提高患者的运动耐受性，例如将一次连续 30 分钟的运动分解为 4 或 5 次的单独运动，经过 6~8 周训练后每次运动时间逐渐延长，休息时间相应缩短，直至完成一次连续的运动。此外，建议慢性心力衰竭患者长期进行呼吸肌锻炼，但在进行呼吸肌训练时须注意防止过度换气，出现头晕、目眩等不适。

（虞莹）

慢性心血管疾病患者如何吃出健康?

高血压患者采取各种措施限制钠盐摄入是必要的,每人每日食盐摄入量逐渐降至 5 克以下。需要注意的是,减少钠的摄入并不局限于食盐摄入,生活中的调味品如酱油、鸡精、味精等含钠量较高,须减少这些调味品的摄入。建议增加新鲜蔬菜、水果、豆类等富钾食物的摄入量。对于肾功能良好者可选择高钾低钠盐。在各种膳食模式中,地中海饮食是高血压患者适宜的饮食模式。地中海饮食富含新鲜蔬菜、水果、低脂乳制品、禽肉、鱼肉、大豆和坚果以及全谷物,限制含糖饮料和红肉的摄入,饱和脂肪酸和胆固醇水平低,富含钾、镁、钙等矿物质。此外,东方健康膳食模式以清淡少盐、谷物为主,蔬菜水果充足,鱼虾、奶类、豆类丰富,也是高血压患者合适的膳食模式。

对于高脂血症患者,众所周知需低脂饮食,即减少脂肪、胆固醇、饱和脂肪酸及反式脂肪酸摄入。高脂血症患者每天脂肪摄入量占总能量 20%~25% 为宜,每天饱和脂肪酸占总能量应 <10%,胆固醇应少于 300 毫克,反式脂肪酸摄入量低于总能量 1%。日常饮食应减少油炸食品、牛腩、五花肉等高脂肪食物摄入量,少吃动物脑和动物内脏等富含胆固醇的食物,减少或避免食用部分氢化植物油等

含有反式脂肪酸的食物（如奶精、人造奶油等）。选择脂肪含量较低的鱼虾类、去皮禽肉、瘦肉等，牛奶选低脂或脱脂，每日烹调油应不超过 25 克。而在烹调油的选择上，宜选橄榄油、葵花籽油等富含不饱和脂肪酸的食用油。此外，保证碳水化合物及新鲜蔬菜摄入量。每天碳水化合物摄入量宜占总能量的 50%~60%，在主食中适当减少精白米面摄入，增加大麦、荞麦、藜麦、燕麦等全谷物类以及红豆、绿豆、黑豆、花豆等杂豆类的摄入量。多食新鲜蔬菜，推荐每日摄入 500 克，深色蔬菜应当占一半以上。

糖尿病患者的饮食难点在于进食主食后血糖迅速升高，部分患者虽存在主食摄入量不多但血糖仍控制不达标的情况。针对这一问题，建议糖尿病患者在主食定量的基础上，选择全谷物和低升糖指数（GI）食物（见表 3），应占主食的 1/3 以上。低 GI 的食物在胃肠内停留时间长，吸收率低，葡萄糖释放缓慢，餐后血糖波动比较小，有助于血糖控制。此外，需要平衡膳食，进食食物多样。餐餐都应有蔬菜，每天应达 500 克，其中深色蔬菜占一半以上；宜选择奶类、鱼肉、禽肉，减少肥肉等高脂肪、高胆固醇等摄入，少吃烟熏、烘烤、腌制等加工肉类制品，控制盐、糖和油的使用量。

高尿酸血症患者饮食上应尽量减少尿酸摄入。动物蛋白是我们重要的营养来源，简单地告诉患者少吃肉并不合适，低蛋白饮食会引起营养不良，甚至低蛋白血症等健康问题。不同种类动物性食物中嘌呤的含量存在较大差异。动物内脏、鱼虾蟹贝类水产品嘌呤含量较高，肉和肉制品嘌呤相对低。在鱼虾蟹贝类水产品中，虾类嘌呤含量最高；在畜肉中，猪肉嘌呤含量最高；在禽肉中鸡肉嘌呤含量最高。因此在肉食种类选择上我们应尽量减少高嘌呤的食物摄入量（动物内脏、水产品），适当吃中嘌呤食物，如豆腐、禽畜肉、嫩豆类蔬菜、蘑菇等，推荐吃低嘌呤食物，如鸡蛋、脱脂或低脂牛奶。而在烹饪方式上，可以将高嘌呤的食物水煮，弃汤后食用。水

表3　各类食物 GI 分类表

食物分类			食品名称	GI 分类
谷类及制品	整谷粒		小麦、大麦、黑麦、荞麦、黑米、燕麦、玉米	低
	米饭		糙米饭	中
			大米饭、糯米饭、速食米饭	高
	粥		玉米粥、麦片粥	低
			小米粥	中
			大米粥	高
薯类、淀粉及制品			山药、芋头（蒸）、土豆粉条、藕粉、豌豆粉丝	低
			土豆（煮、蒸、烤）	中
			土豆泥、红薯（煮）	高
豆类及制品			黄豆、黑豆、绿豆、蚕豆	低
			豆腐、豆腐干	低
蔬菜			绿叶菜（菜花、西兰花、芹菜、黄瓜、茄子、生菜、西红柿、菠菜等）	低
			甜菜	中
			南瓜	高
水果及制品			樱桃、猕猴桃、草莓	低
			菠萝、哈密瓜、水果罐头（如桃、杏）、葡萄干	中
			西瓜	高
乳及乳制品			牛奶、奶粉、酸奶、酸乳酪	低
坚果、种子			花生、腰果	低

果中的果糖会升高血尿酸水平，应避免大量摄入苹果、橙子等富含果糖的水果，可以选择含果糖较少的水果或果汁，如桃子、樱桃、

草莓、西瓜等。高尿酸血症患者在心肾功能允许的情况下应保证每日至少 2000 毫升的充足饮水。此外，苏打水并不是所有高尿酸血症患者都适合，碱化尿液前需要检测尿的 pH 值，因此不应盲目饮用。

（虞莹）

慢性心血管病患者如何舒缓情绪、改善睡眠？

你是否因为患有心血管疾病而焦虑不安？你是否因为患有心血管疾病而辗转反侧？我们来聊一聊情绪和睡眠与心血管疾病的关系。

慢性心血管疾病常常伴随着心脏运动功能下降、不良情绪和心理问题、睡眠障碍等多种健康问题。心脏康复是指通过药物、运动、营养、心理（含睡眠管理）、戒烟限酒等五大处方，帮助患者恢复心脏功能，提高生活质量，减少疾病风险的一种综合性治疗方式。下面将从心脏康复中的心理和睡眠两个方面进行介绍。

心理方面

1. 心理支持的重要性

心理干预是心血管综合康复长期计划中不可或缺的一部分。心理干预可以改善心血管疾病对患者生理和心理的影响，控制心脏病症状，提高自我管理效能，使其尽快回归工作，恢复正常家庭生活。

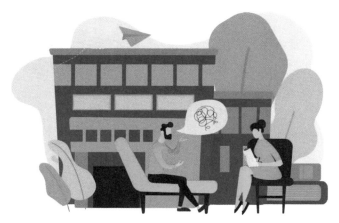

图22 心理评估

2. 如何识别心理问题

如果你有情绪的困扰，比如情绪波动较大、遇事紧张或难以平复、兴趣淡漠等问题，可以寻求医务人员的帮助，医生会通过交流并利用专业的评估工具对你进行心理评估。

常用的评估工具："患者健康问卷9项（PHQ-9）""广泛焦虑问卷7项（GAD-7）"用于评估焦虑抑郁情绪；"健康调查简表（SF）-36""SF-12""达特茅斯生活质量问卷""明尼苏达心力衰竭生活质量问卷"等评估生活质量。

我们需要积极配合心理医生、社工、康复医师等专业人员，通过心理咨询、认知行为治疗等方式，调整心态，减轻心理负担，提高生活质量，增强康复信心。

睡眠方面

1. 睡眠障碍对心脏健康的影响

心脏病患者往往伴随着睡眠障碍。研究发现，入睡困难的患者发生冠心病的风险提高了1~3倍。睡眠不良会导致血压升高、心跳加快、心律失常等问题，进一步加重心脏负担，从而影响心脏功能和康复，还会影响患者的生活质量。

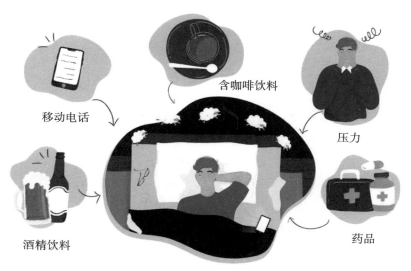

移动电话

含咖啡饮料

压力

酒精饮料

药品

图 23　睡眠影响因素

2. 改善睡眠的措施

改善睡眠对心脏康复很有益处，可以采取以下措施来改善睡眠：

（1）规律生活，保持良好的睡眠习惯。每天尽量在固定时间段入睡和起床，保持稳定的作息习惯，避免过度劳累和过度兴奋。

（2）保持安静舒适的睡眠环境。保持室内安静，控制光线、温度和湿度，保持床铺清洁干燥，减少噪音和干扰。

（3）限制咖啡因和酒精的摄入。咖啡因和酒精对睡眠有负面影响，特别是在晚上摄入会影响睡眠质量，因此应该适量摄入。

（4）采用放松技巧。可以尝试放松训练、瑜伽、冥想等技巧，帮助放松身体和心理，促进睡眠。

（5）合理使用药物。可咨询专业医生进行个性化治疗。

总之，心脏康复是一项综合性的治疗，除了运动、营养等方面的注意，还需要关注患者的心理和睡眠问题。患者应该积极配合心理医生和康复医师的工作，采取有效措施改善情绪和睡眠，提高心脏康复效果，提高生活质量。

（王启哲　戴维）

突然胸痛，该不该立刻去医院？

你的"胸痛"是否有以下特点？

（1）痛的部位：心肌梗死引起的胸痛，常常出现在胸骨后（两个锁骨汇合处的偏下方即是胸骨所在部位），也常见于心脏所在的部位，偶尔还会出现左肩、左臂和腹部，甚至会感到牙痛。

（2）痛的性质：心肌梗死的疼痛比较常见的是闷痛和压榨性的疼痛，有时会伴有大汗淋漓、窒息感和濒死感。

（3）痛的时长：心肌梗死导致的胸痛往往持续半小时以上，且持续加重，休息和服用硝酸甘油等药物仍然无法缓解。如果胸痛只是持续几分钟，并且通过休息和服用药物可以缓解，但是经常发作（尤其是活动后）很可能是心绞痛，也需要尽早去心内科就诊，以防未来疾病进一步加重，进展为心肌梗死。

（4）胸痛伴随着呼吸困难、气促、咯血，且活动后明显，很可能是肺动脉栓塞。

如果"胸痛"具有以上特点，需要立马拨打120，立即前往急诊就诊，以免延误治疗时机。如果胸痛只是一过性的，且只有轻微刺痛，或者伴有反酸、烧心和皮疹等症状，很可能是肋骨炎、胃食管反流或带状疱疹等疾病导致的，不必过度惊慌。

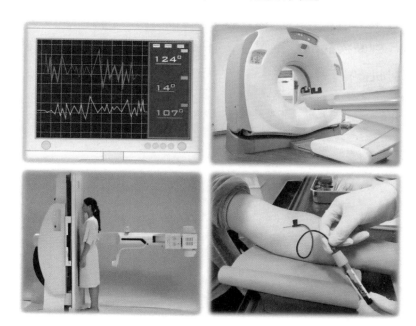

图 24　胸痛相关检查

如果怀疑是致命性的"胸痛"，在急诊我们常做以下检查

（1）常规心电图：心电图是每个胸痛患者必须做的常规检查，尤其是胸痛发作时，它可以了解并且监测心脏缺血的状况。

（2）心肌损伤标志物：心肌损伤标志物包括很多种类，例如肌钙蛋白、肌红蛋白、肌酸激酶同工酶，在心脏出血缺血时，他们会在不同的时间点升到一个高峰，所以就诊时需要同时测定评价这些标志物。

（3）D- 二聚体：D- 二聚体是判断肺栓塞发生过程中产生的重要标志物，当它正常时，可以基本排除外肺栓塞。

（4）胸片：胸片主要帮助判断肺部疾病导致的胸痛，例如气胸、肺炎等，也可以作为主动脉夹层辅助检查手段。

（5）CT：CT 比胸片观察得更加细致，当怀疑肺栓塞和主动脉夹层时，可以通过 CT 血管造影进行确诊。

在日常生活中，当出现"胸痛"时，保持冷静，对比以上列出的条目，判断疾病的危重缓急，有条不紊地应对，可以有效地把握治疗的时机。

（程雪霖　彭明辉）

高血压少吃咸，盐多少为宜？

生活中，我们会遇到很多喜欢"重口味"的朋友，天南海北，尤其是北方朋友往往更喜欢吃咸，然而长期过多吃咸是要为身体健康买单的，后果就是高血压发病率居高不下。随着人们自身健康素养的提高，知晓率得到了一定提高，也了解了长期高血压的一些危害，很多人开始为自己的血压担心起来去医院就诊，但往往听到最多的一句话就是少吃咸，究竟盐吃多少为宜？下面我们就来聊聊"低盐"。

血压多少为高？

高血压我们并不陌生，或多或少在我们日常生活中都有所接触，可能我们自己或身边人就是高血压病患者，目前我国高血压的诊断标准是收缩压≥140毫米汞柱和或舒张压≥90毫米汞柱。

原发性高血压的病因为

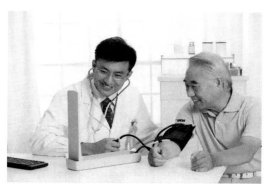

图 25　血压测量

主要因素，尤其是遗传和环境因素交互作用。高血压具有明显家族聚集性，具有遗传倾向，和吸烟、精神应激、饮食息息相关。特别是不同地区人群血压水平和高血压患病率与钠盐平均摄入量显著正相关。所以"低盐"是高血压治疗的重要生活方式干预之一。

如何吃盐？

高血压作为导致心脑血管疾病发生的可改变因素，究竟怎样改变呢？其中很重要的一点就是少吃咸，但究竟多少盐为少呢？很多人可能并没有概念或直观感受，指南推荐钠的摄入量应减少至每天每人5克以下钠盐，很多人对5克钠盐其实是没有概念的，很多时候都是凭感觉来，尤其是老年人。其实5克钠盐约为一啤酒瓶盖的量。

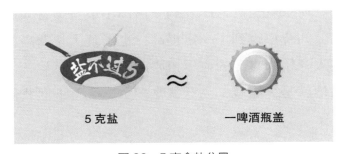

图26　5克食盐分量

因此，如果你在平时的生活饮食中医生告诉你需要少吃咸，那你就要关注自身健康了，努力将每天吃盐量限制在一啤酒瓶盖，如果你是三口之家那每天家庭烹饪时用盐的量应该在三啤酒瓶盖左右，这样才能对自己的血压有益。

除了烹饪用盐以外，我们也要了解一些含盐量高的食物，比如，小菜类：咸菜、榨菜、酸菜大多是经过加工腌制的高盐食物；烟熏类：腊肉、烤肠、午餐肉等烟熏制品；罐头类：加工成罐头的肉、鱼、蔬菜、水果等制品，为了延长保质期，含盐、含糖量均极高；卤制品：卤牛肉、卤猪耳朵、麻辣鸭货、卤制蔬菜等。此外，还包括调味品，干制海产品等都是含盐量高的食物。如果你喜欢并且在长期食用，须当心食盐量是否超标，以免危害健康。

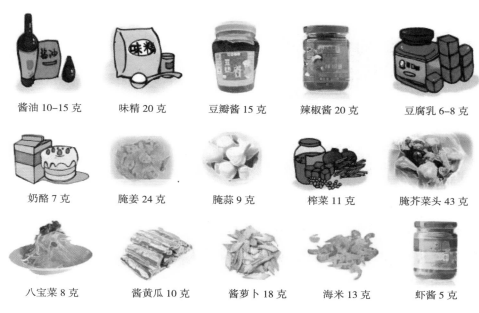

| 酱油 10–15 克 | 味精 20 克 | 豆瓣酱 15 克 | 辣椒酱 20 克 | 豆腐乳 6–8 克 |

奶酪 7 克　　腌姜 24 克　　腌蒜 9 克　　榨菜 11 克　　腌芥菜头 43 克

八宝菜 8 克　　酱黄瓜 10 克　　酱萝卜 18 克　　海米 13 克　　虾酱 5 克

图 27　日常高盐食品

细心的朋友会问，是不是我天天不吃盐或者只吃极少的盐对身体就好了呢？答案是否定的，盐其实是人体不可或缺的物质成分，在关键时候还能治病，比如腹泻的患者有时还要专门"吃盐"，多吃盐。因此，盐也不是不吃为好，我们正常人只要将每天的吃盐量限制在 5 克以内就好了。

（赵亚军　韩艳）

血脂异常，如何吃蛋黄？

我们经常听身边的人说："吃鸡蛋时只吃蛋白，不吃蛋黄。蛋黄胆固醇高对身体不好。"在高脂血症患者中这种现象更是普遍存在，认为吃蛋黄会加重血脂升高，吃蛋黄等于降脂药白吃了。然而事实真是如此？今天我们就来一起了解一下，血脂异常的人能不能吃蛋黄，吃多少才更有益于健康。

什么是血脂异常？

高脂血症能不能吃蛋黄？如何吃蛋黄这件事，我们首先有必要对血脂和蛋黄的成分作一个简单的了解。血脂是指血清中的胆固醇、甘油三酯和类脂（如磷脂）等的总称。而血脂异常其实就是血清中的胆固醇和（或）甘油三酯（TG）水平升高，也就是老百姓口中俗称的"高血脂"。如果从更广泛的意义来讲，血脂异常也包括低高密度脂蛋白胆固醇（HDL-C）血症在内的各种血脂异常。医学研究表明，血脂异常会给我们的身体带来诸多的危害，首要危害的人体系统就是心脑血管系统，有时甚至可能会对我们的心脑血管系统造成致命的伤害，尤其是血脂中的胆固醇水平升高，更是罪魁祸首，比如：长期血液中胆固醇水平升高造成的血管粥样硬化引起的急性心肌梗死、中风等。

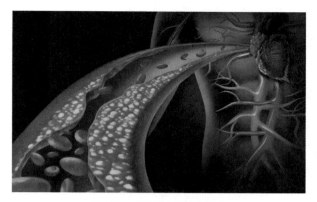

图 28   血管动脉粥样硬化

蛋黄的成分是什么?

说完血脂,我们再来说说蛋黄,蛋黄中的主要成分是脂肪、胆固醇和卵磷脂。其他营养成分还包括蛋白质、碳水化合物、维生素 A、B_1、B_2 和 E,叶黄素、玉米黄素,以及矿物质钙、镁、硒等等。蛋黄中其实含有不低的胆固醇成分,这样看来血脂异常的患者担心吃蛋黄会升高血脂是有一定道理的,然而事实真的是这样吗?答案并非如此,因为血脂异常不光光是胆固醇高,还可能是血液中甘油三酯水平升高,蛋黄里面的胆固醇含量偏高,但对人体甘油三酯没有过多影响。

研究表明,即使是胆固醇水平升高导致的血脂异常患者,其实也不必担心蛋黄对血脂水平的影响,因为一个蛋黄胆固醇的含量一般不超过 300 毫克,况且人体中 70% 的胆固醇是自身合成

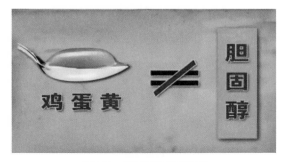

图 29   鸡蛋黄与胆固醇

的,只有 30% 的胆固醇是来自外界食物的摄入。

　　另一方面，我们在强调蛋黄中胆固醇的同时，不能忽略蛋黄丰富的营养价值，因为蛋黄中除了胆固醇，还含有宝贵的维生素、矿物质等营养素，对人体健康至关重要。比如，蛋黄中含有的叶黄素和玉米黄素，他们不仅在人体中能起到很强的抗氧化作用，还对我们的眼睛有重要的保护作用。

　　既然吃蛋黄对身体有好处，那是不是就是可以放开了吃？任何事物都有两面性，也不是什么好东西吃得越多越好，我国膳食指南推荐我们普通人每天可以吃一个鸡蛋，不仅对我们健康不会造成影响，反而会为我们的机体带来各种益处。即使是有血脂异常的居民，2021年的《血脂异常基层健康管理规范》也建议吃蛋黄，但每周最好不要超过三个蛋黄。当然在胆固醇特别高的阶段还是要限制摄入的。

（赵亚军　韩艳）

如何正确测量血压？

表 4　标准血压测量要点

前期准备	排尿，停止吸烟、饮酒或喝咖啡等至少 30 分钟
姿势	舒适坐位，背部依靠椅背，双腿不交叉，露出手臂并与心脏（同乳头）同一水平，静坐（不说话）5 分钟
仪器选择	选用国际认证的上臂式电子血压计，每年至少校准一次 袖带长度为臂围 80%，宽带为臂围 40%，而标准袖带气囊长 22~26 厘米，宽 12 厘米 若臂围 >32 厘米者应选择大规格气囊袖带
袖带安放	位置：袖带下缘位于手肘部上方两厘米处 松紧度：能伸入一到两个手指为宜
血压记录	应测量至少两次血压，间隔 1~2 分钟，若头两次血压数值相差 >5 毫米汞柱，则需另外再测量一次，以最后两次血压值的平均数来记录血压；同时测脉搏 第一次测量血压时，需两次手臂都测量至少两次，两侧血压相差应小于 10 毫米汞柱，若一侧血压偏高，以后均以高侧手臂测量
体位性低血压	第一次测量血压的所有人，要测量从坐位转站位后 1 分钟和 3 分钟的血压，以便排除体位性低血压 对于老年人、糖尿病或者发生过体位性低血压的人，后续就诊时，还应当考虑测量卧位和站位后 1 分钟和 3 分钟的血压
每日测量情况	清晨餐前和晚上睡前各测量至少两次血压，并按日期全部记录
家庭血压监测	看医师前，至少测量 3 天，最好连续测量 6~7 天

在谈如何正确测量血压之前,我们先说明一下三个问题:

1. 我们平时所说的血压到底是指哪里的血压?

2. 测量血压有哪些方法?

3. 影响血压测量准确性的因素有哪些?

平时所说的血压主要是指在手臂所测量的动脉血压

从专业角度来说,血压是指血管内的血液对单位面积血管壁的侧向压力。而人体的血管可简单分为动脉与静脉两种血管,这就产生了动脉血压与静脉血压两种,我们平时所说的血压是指动脉血压。同时,我们人有一个心脏,这相当于一个水泵,心脏泵出的血液通过动脉血管流向全身各个组织并输送营养,再通过静脉血管回收到心脏中。但心脏很奇特,是一个双核的水泵,简单说来是一个两室两厅,分别为左右两个心室和左右两个心房,左心室通过主动脉把血液运送到全身各个器官与组织,再经静脉回到右心房,这形成了体循环系统,而右心室通过肺动脉把血液运送到肺部,再经静脉后回到左心房,这形成了肺循环系统。更进一步来说,我们平时所测量的血压是指主动脉和四肢等分支血管的动脉血压,而最常测量的部位是手臂。

测量血压的方法有哪些?

既然我们平时所测的是主动脉及其分支血管的动脉血压,那它有哪些测量方法呢?按直接与间接方式可分为直接动脉内血压测量和间接动脉外袖带加压血压测量两种方法。但直接动脉内血压测量是一种有创伤的血压测量方法,需要穿刺动脉并留置连接压力转换器的测压管,不仅需要专业操作、有创,还需要专业仪器,所以仅特殊情况下使用。而我们平时所用的都是间接动脉外袖带加压血压测量方法,并且高血压的临床研究与高血压诊断标准都是基于这种方法所测量的血压来评判的。

确定好了选用袖带加压血压测量方法，而我们目前采用这种方法测量血压的部位有上臂、手腕和下肢三个，那我们应该选用哪个部位呢？想要明确哪个部位更好，我们还是要先回到血压或者是高血压的本质意义是什么这个问题上来。高血压的本质是对于冠心病、脑卒中等心血管病死亡的降压治疗是否获益大于治疗风险，这里重点强调的是冠心病等心血管病死亡风险，那我们所测量的血压也要越接近心脏水平的血压越好。而人体不同身体部位的血压是不同的，简单来说，离地越低的身体部位血压越高，离地越高的部位血压越低，同一水平位置的血压相近，如此下肢血压最高，头部血压最低。而人体心脏大体位于乳头的水平位置，而上述三个部位中上臂与心脏差不多在同一水平，并且目前所有高血压的诊断标准所指的也是手臂测量的血压。因此，通常选用上臂位置并采用袖带加压血压测量方法来测量血压。

家庭应该选择上臂式电子血压计

目前市场上，根据不同部位有不同的血压计，临床和家庭常用的有上臂式和手腕式两种。由于上臂更接近心脏水平，所以上臂式更好，测量的血压值对医师来说也更准。此外，根据血压测量原理的不同，可分为听诊法（又叫柯氏音法）和示波法两种，其中水银血压计属于听诊法，电子血压计大多属于示波法，目前这两种方法和血压计都是临床所认可的，也都可以用来诊断高血压。唯一不同的是，水银血压计需要有听诊器并受过一定的专业训练才能测量血压，且其以2毫米汞柱间隔读数，无法精确到单数，例如一般读为122毫米汞柱或124毫米汞柱，而非123毫米汞柱；而电子血压计可以精确测量血压值且简便、易用，但对于房颤与频发早搏的患者，电子血压计难以正确测量血压，而需要采用水银柱血压计来测量。血压计的袖带规格也对血压测量有影响，袖带长度应是上臂围的 80%，宽度应是上臂围的 40%，成人标准袖带气囊长 22~26 厘米，宽约 12~13 厘米；如果手臂过粗（上臂围 > 32 厘米），用标准袖带测量的血压值会偏高，反之，如果手臂太细，用标准袖带测量的血压值会偏低。因此，对于家庭监测血压来说可以选用上臂式电子血压计，并且袖带的长度与宽带要和自己的上臂围匹配，同时电子血压计都需要医师帮忙校验一下其准确性。

影响血压测量准确性的因素有哪些？

我们平时白天所测量的血压近似代表了人体的白天平均血压，因此，测量血压前需要排除一些测量血压的影响因素。吸烟、饮酒、喝咖啡与浓茶、运动等都会短暂地升高血压，测量血压前我们需要停止吸烟、饮酒或喝咖啡等至少 30 分钟。同时，我们需要坐在带靠背的舒适椅子上靠背休息 5 分钟，双腿不能交叉，露出手臂并放置在桌子上与心脏（同乳头）同一水平等待测量血压。上述准备好后，将袖带下缘放置手肘部上方两厘米部位，拉紧至仅能伸入一到两个手指的松紧度为宜，即刻开始测量两次血压，间隔 1~2 分钟，取两次的平均数为所测量的血压值，但若头两次血压数值相差 >10 毫米汞柱，则需要另外测量第三次血压，以最后两次血压值的平均数来记录血压。

此外，卧位、坐位或站位等不同体位对血压也有很多影响，尤其是对于老年人、糖尿病患者或者发生过体位性低血压的人，从卧位或久坐后转站位时容易发生体位性低血压。而体位性低血压容易在晨起、餐后或运动后出现，可能导致晕厥，并与心血管病死亡风险增高相关。因此，对于老年人、糖尿病患者或者发生过体位性低血压的人，还需要测量由卧位转为站立位后 1 分钟和 3 分钟时的血压。体位性低血压的定义是：卧位转站位 3 分钟内，收缩压下降超过 20 毫米汞柱和（或）舒张压下降超过 10 毫米汞柱。

如果你已经发现血压偏高甚至是高血压了，如果经济允许也想买血压计的话，请参考上述建议买个合适的电子血压计，定期正确测量血压，并进行记录；即使你的血压＜120/80 毫米汞柱或者从来没有测量过血压，那也请你体检时测量一下血压。

关注、正视血压，也更需要坚持健康的生活方式，远离高血压，降低自身心血管病风险！

（刘明）

有必要动态血压监测或家庭血压监测吗?

1.动态血压与家庭血压的高血压诊断标准（见表 5 ）。

表 5　动态血压与家庭血压的高血压诊断标准

分类	收缩压（毫米汞柱）		舒张压（毫米汞柱）
动态血压			
白天平均	≥ 135	和（或）	≥ 85
夜间平均	≥ 120	和（或）	≥ 70
24 小时平均	≥ 130	和（或）	≥ 80
家庭血压平均	≥ 135	和（或）	≥ 85

2.动态血压监测与家庭血压监测的优缺点（见表 6 ）。

3.动态血压监测与家庭血压监测的适应证（见表 7 ）。

诊室外血压监测包括动态血压监测和家庭血压监测两种方式。其中，动态血压监测是通过国际标准方案认证的动态血压监测仪，白天每 15~20 分钟测量一次，晚上睡眠期间每 30 分钟测量一次，保证每个小时至少有一个血压读数，且有效血压读数应达到总监测次数的 70% 以上，最终白天血压读数 ≥ 20 个，夜间血压读数 ≥ 7 个，从而可计算出白天、夜间和 24 小时的平均血压值。而家庭血压监测是指采用经校准过的臂式电子血压计测量的血压读数的平均值，

表6 动态血压监测的优缺点

动态血压监测：优点	家庭血压监测：优点
实际生活情况下测量的全天多次血压	在家里测血压，比诊室测量更放松
能观察血压昼夜节律与变异程度	便宜、容易获得
能诊断白大衣高血压、隐匿性高血压	能诊断白大衣高血压、隐匿性高血压
能夜间测量血压，发现单纯夜间高血压	患者参与，可能增加服药依从性
对高血压导致的靶器官损害预测性更强	容易重复、长期测量血压，可评估每天的血压变化程度
对心血管病预后相关性更强	
动态血压监测：缺点	家庭血压监测：缺点
设备价格昂贵、需要排队等候	只有静息状态下测量的血压有用
有些地方可能不能检测	存在测量误差可能
一般连续监测24小时血压，无法获得多日的血压变化情况	无法夜间测量血压

表7 动态血压监测与家庭血压监测适应证

动态血压监测与家庭血压监测共同适应证
白大衣高血压可能发生的情况： 1. 诊室测量的1级高血压（收缩压140~160毫米汞柱，和/或舒张压90~100毫米汞柱） 2. 无靶器官损害的隐蔽性诊室血压升高
隐蔽性高血压可能发生的情况： 1. 正常高值诊室血压 2. 有靶器官损害或总体心血管高风险但诊室血压正常的人
发生体位性低血压和（或）餐后低血压的治疗或未治疗的患者
对降压药物治疗期间有低血压症状的患者进行评估
难治性高血压的评估 血压控制情况的评估，尤其是高危患者降压效果的评估 运动时血压急剧升高反应的评估
诊室血压变异很大的患者
动态血压监测特定适应证
24小时血压昼夜节律与变异度： 评估夜间血压值和夜间血压下降程度（疑似夜间高血压者：睡眠呼吸暂停、慢性肾病、糖尿病、内分泌性高血压或自主神经功能障碍）

指南推荐是在每次看医师前，至少测量 3 天，最好是连续测量 6~7 天，每天清晨与晚上各测量至少两次（具体测量方法详见家庭常见疾病篇：如何正确测量血压）。

动态血压与家庭血压的高血压诊断标准是什么？

人的血压是每天都有昼夜节律性变化的，典型血压的节律变化呈"双峰一谷"的长柄勺型，即清晨醒后血压逐渐升高，在上午 8 到 9 点左右出现第一个高峰，此后血压趋于平稳，下午 4 到 6 点左右出现第二个高峰；夜间进入睡眠后，血压逐渐下降，夜间 2 到 3 点降至最低。

目前，我们白天休息状态下所测量的血压近似代表了人体的白天平均血压，但它毕竟不是真正的平均血压。动态血压与家庭血压监测可避免看医生时紧张所致的血压升高（白大衣效应）。动态血压监测通过定时多次在生活状态下测量血压，从而更真实地反映并计算出白天、夜间和 24 小时的平均血压。而家庭血压监测是可连续数天定时多次测量血压，反应更长时间的血压变化情况。

最新中国和欧洲指南推荐的动态血压与家庭血压的高血压诊断标准都一致。

动态血压监测与家庭血压监测的优缺点有哪些？

动态血压监测是通过佩戴动态血压监测仪后，在实际生活状态下进行规定间隔时间的全天多次测量血压，也是目前唯一能进行夜间睡眠期间血压监测的方法。这不仅可计算出白天、夜间和全天的平均血压，还可以观察血压的昼夜节律变化与变异程度、清晨血压升高和动态动脉僵硬指数等指标。正因为动态血压所测量的血压数值更多，反应全天的血压变化，所以与诊室血压相比，动态血压是更好的高血压导致靶器官损害的预测指标，并且和心血管病预后相关性更强。但动态血压监测仪价格昂贵，只在医院才有这些设备，且数量有限，因此动态血压监测需要排队等候，一般也只连续监测24小时，无法获得多日的血压变化情况。

家庭血压监测可在几天甚至更长的时间内重复多次测量血压，从而可获得每日血压的变化程度，这对心血管病预后有很好的预测价值。它也能诊断白大衣高血压和隐蔽性高血压，并且便宜、容易获得，能在家里直接测量，这样状态更放松，能自己掌握自身的血压情况，增加服药的依从性。但家庭血压监测只有在静息状态下测量的血压才有用，无法夜间测量血压，并且如果血压计不准或者测量方法不正确，那就会导致血压测量不准。

哪些情况下需要做动态血压监测与家庭血压监测？

目前，最新指南推荐动态血压监测与家庭血压监测都适用于：白大衣高血压与隐蔽性高血压诊断，体位性低血压和餐后低血压、治疗期间低血压症状和难治性高血压的评估。动态血压监测还适用于：24小时血压昼夜节律与变异度检测（见表7）。

如果你有表7中所描述的"动态血压监测与家庭血压监测适应证"，请进一步找医生进行评估，如果确实需要，就到医院进行24小时动态血压监测或在家里连续几天多次血压监测。

关注、正视血压，也更需要坚持健康的生活方式，远离高血压，降低自身心血管病风险！

（刘明）

消化系统

年纪轻轻就胃痛？警惕十二指肠溃疡

　　小张最近入职大厂，每天加班加点、废寝忘食，想在众多打工人中脱颖而出。然而，关键时刻总有人拖后腿——经常晚上加班到一半饥肠辘辘的同时就感到胃部烧灼样疼痛，有时候夜间或者早上起来也觉得痛，最近这两天痛得更厉害了，小张这是怎么了？

　　其实小张啊，很有可能被十二指肠溃疡给盯上了！

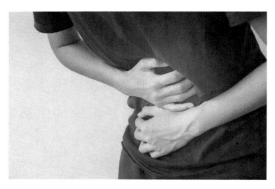

图 30　腹痛

什么是十二指肠溃疡？

　　十二指肠溃疡（duodenal ulcer，DU）是指十二指肠黏膜发生的炎性缺损，与多种因素导致的胃液分泌过多和（或）十二指肠黏膜防御功能减弱有关，溃疡深可累及十二指肠壁肌层或浆膜层，累及血管时可引起出血甚至穿孔，溃疡愈合后产生瘢痕。DU 因反复发生溃疡而发生变形，瘢痕收缩而形成狭窄或假性憩室。

十二指肠溃疡多见于青壮年，好发于男性。常见病因为：胃酸、胃蛋白酶分泌异常、幽门螺杆菌（helicobacter pylori，Hp）感染、非甾体抗炎药（NSAIDS）、应激、长期吸烟饮酒、不规律饮食以及精神心理因素、遗传易感性等。

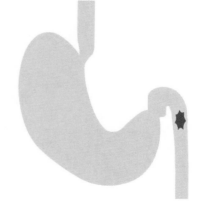

图 31　十二指肠溃疡部位

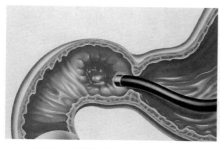

图 32　胃镜下的十二指肠溃疡

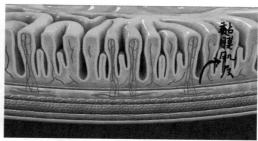

图 33　十二指肠剖面图

得了十二指肠溃疡会有什么表现？

这个病最常见的表现就是上腹痛，具有以下几个特点：

（1）部位在中上腹，可偏左或偏右；

（2）性质为隐痛、钝痛、灼痛或饥饿痛，持续性剧痛提示溃疡穿透或穿孔；

（3）慢性过程，可达数年或十余年；

（4）节律性：与饮食之间存在相关性，多见于餐前饥饿痛、夜间痛，进食后疼痛缓解；

（5）周期性：发作期可为数周或者数月，发作有季节性，典型者多在季节变化如秋冬或冬春之交发病，但部分患者经过反复发作进入慢性病程后可失去周期性这个特征。

所以当出现以上症状及特点时，请及时就医评估病情。

出现腹痛症状后需要做些什么检查？

（1）内镜（胃镜）检查：是诊断的首选及金标准，可直接看到溃疡的位置、大小、形态等，还可以取组织作病理检查。

（2）X线钡餐检查：通过吞食钡剂，然后在X射线下进行食道显影，可看到十二指肠溃疡典型表现——龛影，常用于无法耐受内镜检查的患者。

（3）幽门螺杆菌（Hp）检测：十二指肠溃疡Hp感染率高达90%，根除Hp有助于溃疡愈合及减少复发，目前已成为溃疡常规检测项目。

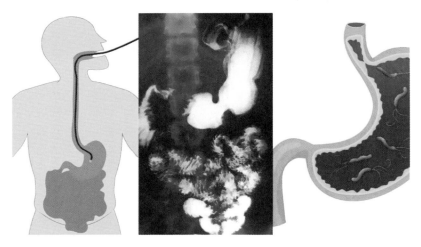

图34 十二指肠溃疡的检查方法

确诊后需要注意点什么?

1. 饮食

首先要远离刺激性食品,包括辛辣食物、咖啡、浓茶、酒、碳酸饮料等;其次是忌食机械性和化学刺激性强的食物,如粗纤维的芹菜、竹笋、坚果类食品、浓汤、巧克力、油炸食品等;再者是生冷、不易消化的食物建议少吃,如冷饮、生鱼片、凉拌菜、高油脂食物等。

2. 改善生活习惯

规律进食,用餐时保持心情舒畅,充分咀嚼,软食为主,食物温度控制在40℃左右为宜。注意卫生,加强餐具消毒意识,必要时使用公筷,避免交叉反复感染。戒烟戒酒,烟草中的尼古丁会改变胃液的酸碱度,导致溃疡加重,而乙醇则对胃黏膜的保护层有直接的破坏作用,引发胃部糜烂性溃疡。

3. 避免精神压力

长期精神紧张、焦虑或情绪波动的人会通过迷走神经兴奋影响胃十二指肠分泌、运动和黏膜血流调节,导致溃疡发生。所以及时疏导情绪、放松自我,有失眠、焦虑抑郁等情况去心理科就诊;规律作息,注意锻炼身体、增强体魄。

4. 合理用药、监测

若需要药物治疗时遵医嘱按时服用药物,定期复查胃镜、幽门螺杆菌情况,根据病情在医生指导下制定和调整治疗方案。谨慎使用非甾体类抗炎药物(阿司匹林、布洛芬等)和类固醇类药物(地塞米松、雌激素等),这些药物均易引起十二指肠溃疡。

(王文霞 韩艳)

"慢性胃炎"要警惕

慢性胃炎是什么？

慢性胃炎是由多种原因引起的胃黏膜慢性炎症或者萎缩性变化，其本质是胃黏膜表面反复受损后导致黏膜炎症、萎缩、肠上皮化生等。慢性胃炎容易反复发作，影响患者的生活质量。按是否感染 Hp，分为 Hp 感染性胃炎和非 Hp 感染性胃炎；根据内镜下胃黏膜病理学检查，可以分为慢性萎缩性胃炎和慢性非萎缩性胃炎。

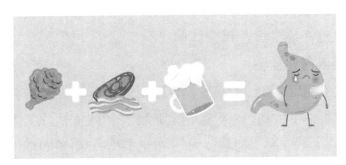

图 35 慢性胃炎危险因素

哪些因素可导致慢性胃炎的发生？

慢性胃炎的危险因素主要包括：

（1）Hp 感染，是慢性胃炎最主要的原因；

（2）饮食和环境因素，如进食过冷、过热以及粗糙、刺激性食物、饮酒等不良饮食习惯；

（3）自身免疫性胃炎；

（4）胆汁反流和药物（抗血小板药物、非甾体消炎药等）也是引起慢性胃炎的原因。

如何快速准确地发现慢性胃炎？

慢性胃炎的第一大危险因素就是 Hp 感染，建议进行 Hp 检测。上消化道内镜检查是诊断慢性胃炎最主要的方法，对评估慢性胃炎的严重程度和排除其他疾病具有重要价值。

慢性胃炎有哪些常见症状？

慢性胃炎常见症状有中上腹疼痛和消化不良症状，如食欲减退、嗳气、反酸等；当伴有胃黏膜糜烂、溃疡时可能出现黑便，甚至呕血等；伴有 Hp 持续感染者，少数可逐渐出现胃黏膜萎缩、肠化生、异型增生，甚至癌变；胃体部的萎缩性胃炎，尤其是程度严重者，胃癌发生风险显著增加。

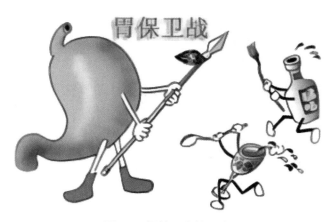

图 36　慢性胃炎的预防

如何预防慢性胃炎？

一级预防：在一般人群中开展健康教育，建立良好的生活方式，如避免暴饮暴食、辛辣刺激食物，少吃熏制、腌制、富含亚硝酸盐和硝酸盐的食物；避免长期大量饮酒、吸烟；保持良好心理状态，生活规律，保证充足的睡眠等。提倡公筷及分餐制，减少感染Hp 的机会。

二级预防：对于慢性萎缩性胃炎，或伴胃黏膜肠上皮化生、异型增生者及一级亲属中患有胃癌的高危人群，应纳入健康管理，定期随访。对低叶酸水平的慢性萎缩性胃炎患者，可适量补充叶酸。Hp 感染者应给予根除治疗，并遵医嘱复诊。

三级预防：慢性胃炎患者应根据症状予以药物治疗；伴有上皮内瘤变或早期癌变者应行内镜下或手术治疗；伴有胃黏膜萎缩和肠化生或上皮内瘤变者，需定期复查胃镜。

专家评论：慢性胃炎主要在于预防。对于已经患有慢性胃炎者，治疗的主要目标是去除病因、缓解症状、预防复发和并发症。保持健康的生活方式，包括清淡、易消化饮食，避免刺激、粗糙、生冷、过烫食物，避免过多饮用咖啡、饮酒和吸烟等。如病情需要长期服用抗血小板药物、非甾体抗炎药的患者，服药前应进行 Hp检测，如阳性须根除 Hp；服药后出现胃部不适或有黏膜病变者，应权衡服药获益及风险后酌情选择。药物治疗应根据患者的病因、类型及临床表现进行个体化治疗，以增加黏膜防御能力、促进损伤黏膜愈合为主。

（郑辉超　周敬）

带你认识幽门螺杆菌

幽门螺杆菌（helicobacter pylori，Hp）感染是慢性胃炎最主要的病因，世界范围内 Hp 感染率超过 50%。

幽门螺杆菌是什么？

Hp 是一种革兰染色阴性螺旋状细菌，主要通过口—口途径在人与人之间传播。Hp 从口腔进入人体后特异地定植于胃型上皮，定植后机体难以自发清除。Hp 感染几乎均可引起胃黏膜活动性炎症，在慢性炎症活动的基础上，部分患者还会发生消化性溃疡和胃癌等一系列疾病。

如何检测幽门螺杆菌？

Hp 检测有两种方法，一种是侵入性方法，主要是在胃镜的帮助下行组织活检，行尿素酶试验，或者做 Hp 培养；另一种是非侵入性方法，包括尿素呼气试验（^{13}C 或 ^{14}C）、Hp 粪便抗原检查和抽血检测，首先是推荐 ^{14}C 尿素呼气试验。抗菌药物、铋剂、某些具有抗菌作用的中药及抑酸制剂可以抑制 Hp 生长，降低其活性。Hp 检测前服用这些药物可显著影响基于尿素酶活性试验的 Hp 检出，造成假阴性。在 Hp 检测前必须停用抑酸制剂至少两周，停用抗菌药物、铋剂和某些具有抗菌作用的中药至少 4 周。此外，还可以通过血清学试验检测 Hp 抗体、分子生物学方法检测 Hp 基因，这两项检查都不受上述药物的影响。

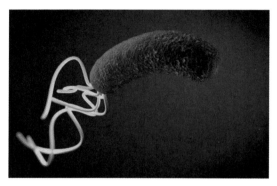

图 37　幽门螺杆菌

幽门螺杆菌会造成哪些危害？

Hp 感染后如不治疗，会造成终生感染，长期存在慢性活动性胃炎。慢性活动性胃炎可导致部分患者出现消化不良症状；在 Hp 毒力、遗传和环境等因素的共同作用下，约 15%~20%Hp 感染者发生消化性溃疡，5%~10% 发生 Hp 相关消化不良，约 1% 发生胃癌或胃黏膜相关淋巴组织淋巴瘤。

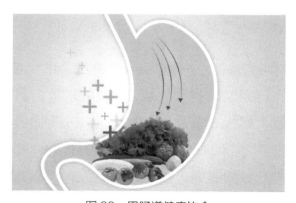

图 38　胃肠道健康饮食

幽门螺杆菌感染者需要注意什么？

（1）避免家庭聚集性感染：Hp 感染主要在家庭内传播，避免导致母婴传播的不良喂食习惯，提倡分餐制减少感染 Hp 的机会，餐具定期消毒。

（2）保持口腔健康、戒烟。

（3）养成良好的饮食习惯：不喝生水、不吃生的食物，同时食物应多样化；不吃霉变食物；少吃熏制、腌制食物，多吃新鲜食品；避免粗糙、辛辣食物及饮酒。

（4）保持良好心理状态，保证充足睡眠。

（郑辉超　周敬）

应对幽门螺杆菌，可以这样做

什么是幽门螺杆菌？

幽门螺杆菌是一种外观呈螺旋形的革兰氏阴性菌，从口腔进入人体后特异地定植于胃内，粘附于胃黏膜及细胞间隙，它是目前人类所知能够在人胃内唯一生存的细菌。幽门螺杆菌侵入人体后，如果不经治疗，难以自发清除、自行痊愈，因此感染者始终是潜在传染源。大多数幽门螺杆菌的感染发生在儿童和青少年时期，但成年后也会发生感染。

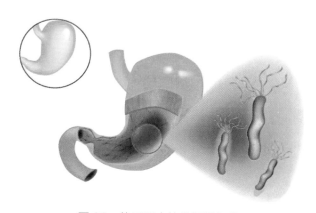

图 39　位于胃内的幽门螺杆菌

如何治疗和预防幽门螺杆菌感染?

幽门螺杆菌主要通过经口途径传播，家庭内传播是其感染的主要方式之一，感染的家庭成员始终是潜在的传染源，具有持续传播的可能性。因此，对家庭中所有的成年幽门螺杆菌感染者，均应考虑给予根除治疗。对幽门螺杆菌感染的家庭成员进行共同治疗，有助于减少根除后再感染。

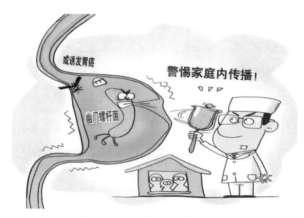

图 40　幽门螺杆菌家庭传播

我国《第五次全国幽门螺杆菌感染处理共识报告》推荐了含铋剂的根除幽门螺杆菌治疗的四联方案（质子泵抑制剂＋铋剂＋两种抗生素），质子泵抑制剂（PPI）为抑制胃酸分泌的药物，比如奥美拉唑。铋剂是一种胃黏膜保护药物，比如枸橼酸铋钾。抗生素药物

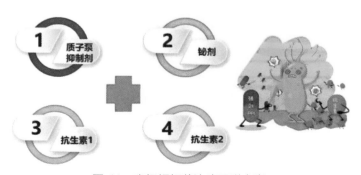

图 41　幽门螺杆菌治疗四联方案

包括甲硝唑、克拉霉素、左氧氟沙星、阿莫西林、呋喃唑酮和四环素等。

幽门螺杆菌感染同时又是一种可以预防的疾病，关键要做到以下几点：

（1）避免家庭性感染：幽门螺杆菌感染主要是在家庭内传播，在家庭内提倡分餐制以减少幽门螺杆菌感染的机会，家有婴幼儿的家庭还应避免导致母婴传播的不良喂食习惯，同时餐具应定期消毒。

（2）保持口腔健康，每天坚持按时刷牙漱口清洁口腔，清除口腔异物；吸烟者应戒烟，避免"菌从口入"。

（3）注重健康饮食：食物应多样化，避免偏食，避免喝生水、吃生的食物；多吃新鲜食品，不吃霉变食物；少吃熏制、腌制、富含硝酸盐和亚硝酸盐的食物；避免摄入过于粗糙、浓烈、辛辣的食物；考虑到酒精可能对胃黏膜的损害，应减少酒精的摄取并避免长期大量饮酒。

（4）放松心情，保持良好心理状态，积极参加户外运动或身体锻炼，增强体质；每天按时作息，保证充足的睡眠时间，避免熬夜。

（5）定期体检：定期进行胃部检查，及时发现和治疗早期胃部疾病，有助于降低感染幽门螺杆菌的风险。

（赵亚军　韩艳）

神经系统

知"帕"不怕：帕金森患者居家康复指导

帕金森病是一种常见的神经退行性疾病，患者常常需要长期的康复治疗。在这种情况下，居家康复是一种非常重要的治疗方式。本文将介绍帕金森病患者居家康复的一些基本知识和方法。

帕金森病的基本症状

帕金森病是一种缓慢发生的神经退行性疾病，它的主要症状包括手脚颤抖、僵硬、运动不协调、肢体不适等，可能还会出现疼

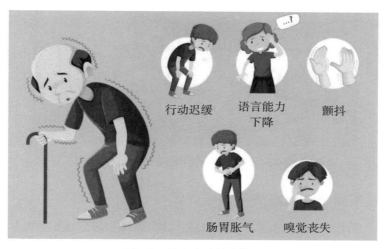

图 42　帕金森病的症状

痛、疲劳、认知情绪障碍、睡眠障碍、二便异常等症状。这些症状会极大地影响患者的日常生活和工作能力。

居家康复的好处

居家康复是一种非常重要的治疗方式，它可以帮助患者恢复日常生活的能力，提高生活质量，延缓病情的进展。同时，居家康复也可以降低患者因为出门治疗而感染疾病或发生跌倒等意外的风险。

帕金森病患者居家康复的方法

运动功能康复是帕金森病患者康复的核心内容。适当地运动可以帮助患者恢复肢体的柔软度和灵活性，改善姿势和平衡，减轻肌肉僵硬和颤抖等症状。常见的运动包括散步、瑜伽、太极拳等，对于病情较重的患者，可以在家属辅助下在床上或轮椅上进行运动训练。

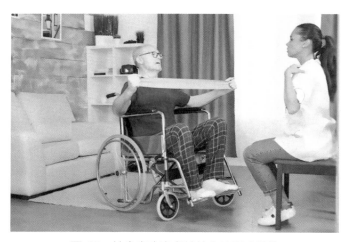

图43 帕金森病患者轮椅上的运动训练

1. **基本康复训练方法**

（1）放松训练：常用深呼吸法和想象放松法。进行有节奏的躯干旋转和推拿按摩等方法可改善僵硬的肌群。

（2）关节活动范围训练：进行躯干与四肢各个关节全范围的主动或被动活动，可以做一些伸展运动以及扩胸运动。要注意避免过度牵拉引起疼痛。

（3）肌力训练：重点训练核心肌群及四肢近端肌群。可利用手法和器械进行渐进式抗阻训练。

腹肌锻炼：平躺在地板上或床上，两膝关节分别曲向胸部，持续数秒钟，然后双侧同时做这个动作。平躺在地板上或床上，双手抱住双膝，慢慢地将头部伸向两膝关节。

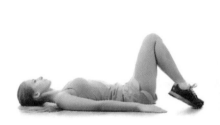

图 44　腰背肌的锻炼

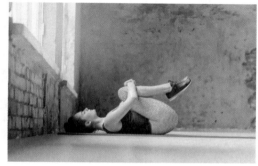

图 45　腹肌锻炼

腰背肌的锻炼：俯卧，腹部伸展，腿与骨盆紧贴地板或床，用手臂上撑维持 10 秒钟；俯卧，手臂和双腿同时高举离地维持 10 秒钟，然后放松。反复多次。小腿肌力较差的患者可适当进行爬楼梯训练。

（4）步态训练：行走时抬头挺胸，脚跟先着地，可借助姿势镜进行原地高抬腿踏步和双上肢摆臂训练，改善上下肢协调性。

2. 呼吸训练

采用呼吸训练增强腹式呼吸膈肌及胸式呼吸肋间肌的活动范围等。如反复进行深呼吸训练，以增大胸廓扩展度，也可使全身肌肉放松。

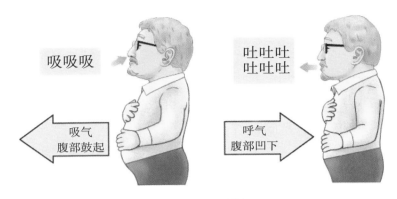

图 46　呼吸训练

3. 语言障碍的训练

舌运动的锻炼：舌头重复地伸出和缩回；舌头在口中尽快地左右移动；围绕口唇环行尽快地运动舌尖；尽快准确地说出"拉－拉－拉""卡－卡－卡""卡－拉－卡"，重复数次。

唇和上下颌的锻炼：缓慢地反复做张嘴闭嘴动作；上下唇用力紧闭数秒钟，再松弛；反复做上下唇撅起，如接吻状，再松弛；尽快地反复做张嘴闭嘴动作，重复数次；尽快说"吗－吗－吗……"，休息后重复。

4. 心理疏导

帕金森病患者常常伴随着抑郁、焦虑等心理问题。因此，心理疏导也是居家康复的重要内容。患者可以通过参加心理咨询、参加兴趣小组、与家人和朋友沟通等方式来缓解压力和情绪问题，从而改善生活质量。

帕金森病患者居家康复的注意事项

1. 根据个体差异制定个性化的康复方案

不同的帕金森病患者病情和生活习惯有所不同，因此需要根据个体差异制定个性化的康复方案。在制定方案时，可以咨询医生和康复师，根据患者的具体情况来确定康复方案和方法。

2. 持续性的康复治疗

帕金森病是一种慢性疾病，康复治疗需要长期持续进行。因此，患者需要在康复治疗的过程中保持积极的态度和耐心，不断调整自己的康复计划，以逐步改善病情。

3. 坚持药物治疗

药物治疗也是帕金森病患者居家康复的一种重要方式。患者需要根据医生的建议按时服药，以达到减轻症状和延缓病情进展的目的。在服药过程中，患者需要密切关注药物的副作用和效果，并随时向医生汇报病情的变化。

4. 家庭支持和护理

家庭成员对于帕金森病患者的支持和护理非常重要。家庭成员可以协助患者进行日常活动和康复治疗，提供安全保障和心理支持，帮助患者渡过难关。

5. 保证安全环境

帕金森病患者在家庭中需要注意安全。在家居环境中，应该保持干净整洁，减少摆放杂物和家具的数量，避免滑倒和碰撞。同时，患者还需要安装护栏和扶手，以提供稳定的支撑。对于卧室和卫生间等区域，也应该进行相应的改造，比如提高床/椅/沙发的高度，垫高马桶，方便患者转移，以提高患者的生活质量。

（王启哲　戴维）

减轻脑卒中后遗症，居家康复至关重要

脑卒中，又称脑血管意外，是由于脑部血管突然破裂或因血管阻塞导致血液不能流入大脑而引起的脑组织损伤的一组疾病，是我国成年人致死、致残的首位病因，具有发病率高、致残率高、死亡率高和复发率高的特点。中国每年新发卒中患者约 200 万人，其中 70%~80% 的卒中患者因为残疾不能独立生活。

卒中康复是经循证医学证实的、对降低致残率最有效的方法，卒中后进行有效的康复能够减轻功能上的残疾。早期康复能最大限度地提高日常生活能力，使患者早日回归社会。

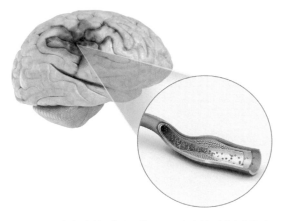

图 47　脑卒中的"凶手"——脑血管破裂或阻塞

卒中患者为什么需要居家康复？

脑卒中患者在急性期需要住院治疗，而度过急性期后，患者通常会选择居家休养，但此时功能障碍仍然存在。主要包括运动功能障碍、感觉功能障碍、认知障碍、情绪障碍、言语和语言障碍、吞咽障碍、排泄障碍及心肺功能障碍等。尽早在家中进行规范的康复，往往能对这些功能障碍的恢复起到事半功倍的作用。因此，如何在家中进行规范康复，显得至关重要。

脑卒中居家康复有哪些内容？

（1）运动功能的康复：练习坐位、立位平衡，由辅助、自行支撑逐渐达到独立坐、站，继之练习动态平衡，扶助、自行走路；在肢体肌力有一定恢复之后，患者可练习日常生活中的动作，如更衣、排尿、排便、进食等。

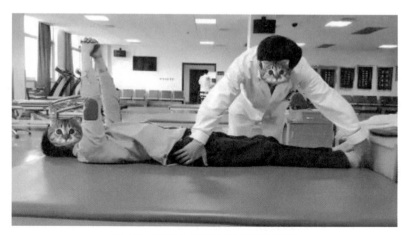

图48　脑卒中患者向健侧翻身训练

上图为向健侧翻身训练，患者双手叉握，家属帮助患者带患腿向前至健腿上，必要时可给予协助转动肩胛或者骨盆（图片右侧为患侧）。

（2）吞咽功能的康复：包括颈部活动训练、口腔周围和舌肌运动训练、鼓腮及面部按摩，并进行呼吸、咳嗽训练。取得一定成效后，可在口腔清洁的情况下，练习空咽动作。

（3）言语功能的康复：对于失去发音能力的患者，每天让其发“啊”音，或用咳嗽诱导发音。有发音能力不能言语者，家属可有计划地每天固定教几个字，不断重复，让患者模仿教者的口形发音，先教字，然后教句。同时定时给患者宣读文章，进行听觉刺激的语言训练。

唇部练习：噘嘴唇嘬出声音由慢至快，平唇嘬出声音，用嘴唇发“嘟嘟～”，在胳膊上发“噗噗”等唇部的练习，每次十分钟。

鼻音练习：闭住嘴巴用鼻子发音（拼音韵母的 an/en/ang/eng/ing 都要用到鼻音）长、短、快、慢、轻、重，每次三分钟。

（4）认知障碍的康复：给患者讲述图片内容，或阅读、看电视后与患者交谈，帮助其加深理解并回忆其主要内容，促进其认知和记忆的康复。

脑卒中居家康复时的注意事项

（1）关注患者的负面情绪，卒中患者心情大多低落，家属的鼓励和积极的心态会对疾病的康复产生至关重要的影响；

（2）切忌过早站立及行走，未经过专业训练的家属可能会将患者的功能恢复引入误区，导致后期需要相当长的时间进行纠正；

（3）要根据自身情况，选择适合自己的训练动作，量力而行，避免过度疲劳。建议每次训练 20~30 分钟，每天可重复训练 2~3 次；

（4）训练时切忌穿拖鞋进行训练，训练场地应平整，地面干燥，周围没有过多的杂物。坐位和立位训练时，需在家属监护下进行，避免跌倒。

（周烨镁　戴维）

"中风"预后，关键在"早"

"中风"是脑卒中的俗称，在我国成年人死亡原因中居于首位，同时也是成年人致残的第一位病因。

大家在生活中肯定看到过"中风"患者的一些场景，比如，在公园里我们会看到手脚不便，口眼歪斜的老大爷；在楼道里，电梯间会看到家属推着瘫坐在轮椅上的爱人的画面；在医院里我们会注意到医生在为"中风"患者做康复训练。有些居民看到这些场景就有疑问，为什么同样是得了"中风"，有的人只是表现为手脚不便，口眼歪斜，而有的人却只能终生瘫坐在轮椅上呢，今天我们就针对这个话题来聊一聊。

什么是"中风"？

"脑卒中"俗称"中风"，它是由于脑部血管突然破裂或因血管阻塞导致血液不能流入大脑而引起脑组织损伤的一组疾病，是一种急性脑血管疾病，具有发病率高、致残率高、死亡率高和复发率高的特点。老百姓口中常说的"脑梗"即是"中风"的一种。"中风"发生时可表现为脸部不对称，比如口眼歪斜；胳膊腿异常，比如不能平移，用力抬起；语言障碍，比如言语不清，表达困难等诸多症状。

"中风"的高危人群有哪些？

"中风"已经成为导致我国成年人死亡发生的首位原因，是威胁我国居民健康的第一大杀手。"中风"的高危人群包括以下几类：

（1）高血压患者：高血压是导致"中风"的最常见病因之一；

（2）糖尿病患者：糖尿病患者容易引起脑部微血管病变，增加"中风"的风险；

（3）高血脂患者：高血脂会导致动脉硬化、血栓形成等，导致"中风"的发生；

（4）吸烟、酗酒者：长期吸烟、酗酒会增加心脑血管疾病的风险，是"中风"的高危人群；

（5）年龄大、家族有"中风"史等因素也是高危人群。

如何早期识别"中风"？

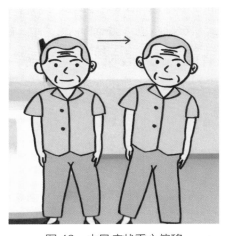

图 49　中风症状重心偏移

年龄相仿，性别相同，也没什么特别基础疾病，为什么得了"中风"预后会有这么大的差异呢？这其实跟"中风"发现得早晚有着密切的联系，"中风"发现越早越好。但我们也注意到上述"中风"的症状那么多，口啊，眼啊，手啊，脚啊等等，该怎么记呢，这里我们给大家总结三个数字识"中风"，这三个数字就是"120"。

数字"1"就像一个直立的人，当人突然出现站立不稳，行走困难，发生平衡障碍时，要警惕"中风"的发生。

数字"2"比如两个胳膊，两条腿，当患者出现突然地胳膊或腿

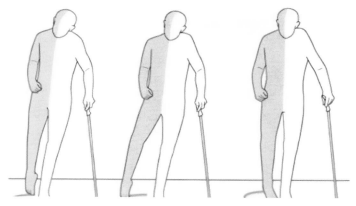

图 50 中风症状——胳膊或腿无力

不能平移或用力抬起时，这时候应高度怀疑发生了"中风"。

数字"0"就像我们的口形，当你或你的身边人突然出现口型的变化，口歪，流口水，不能像往常一样用嘴鼓腮了，应关注"中风"的发生。

此外，数字"0"联想成"聆听"的"聆"，聆听患者的声音是否突然发生了变化，是否突然对答不流利，吐字不清甚至根本说不出话，这时十有八九是发生了"中风"。

最后想强调的是当症状发生时应准确记下发病的具体时间，紧急拨打120急救电话，而非自行前往，或家属驱车前往，因为在转移过程中患者随时可能发生意外，酿成悲剧。

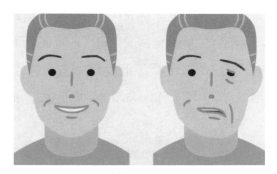

图 51 中风症状——口角歪斜

（赵亚军 韩艳）

精神疾病

焦虑与焦虑症，这三点你看仔细

焦虑并不等同于焦虑症

研究表明，当代年轻人是最容易感到焦虑的群体，但是我们需要明白的一点是，感到焦虑并不代表你就患上了焦虑症。我们常说的"焦虑"，大多是一种焦虑情绪，是面对未来可能要发生的不利情况和潜在危险而又难以应对时，内心产生的一种不愉快的体验，是能找到一定原因的。这种焦虑情绪一般是适度的，可以通过运动等合适的方法自我调节，不需要药物治疗。但是如果焦虑情绪持续时间过长，或者严重程度明显超出实际情况，甚至影响到了日常生活、学习与工作，那么你可能患上了焦虑症。

什么是焦虑症？

焦虑症是一种病理性的情绪，一般找不到明确的原因或没有实际依据，患者常有明显的症状，并且自我感觉痛苦。焦虑症与遗传因素有关，内向、胆小、多疑、自卑和敏感的人往往更容易患焦虑症。这种病理性焦虑具有以下特点：

（1）焦虑的强度与现实遇到的威胁明显不相符，甚至现实中不

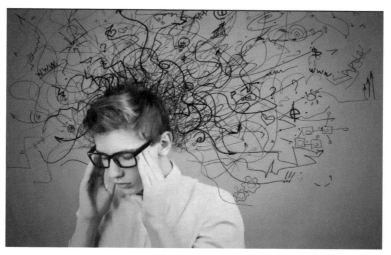

图52　焦虑

存在相应的威胁，比如说杞人忧天；

（2）自我痛苦感，甚至影响到日常生活的自理能力；

（3）焦虑是相对持久的，并不随现实问题的解决而消失；

（4）有头晕、胸闷、心悸、呼吸困难、口干、尿频、尿急、出汗、震颤和运动型不安等等症状；

（5）预感到未来会出现的灾难或不幸的痛苦体验；

（6）对预感到的威胁异常地痛苦和害怕并感到缺乏应对的能力。

判断焦虑症状的严重程度——焦虑自评量表（SAS）

焦虑自评量表用于具有焦虑症状的成年人，让他们可大致了解自己焦虑的严重程度，也常常用于心理咨询门诊（见表8）。

20个项目得分相加即得"粗分"（X），"粗分"乘以1.25以后取整数部分，就得标准分（Y）。分数越高，代表症状越严重。一般来说，焦虑总分低于50分者为正常；50~60分者为轻度；61~70分者为中度；70分以上者是重度焦虑。

表 8　焦虑自测量表（SAS）

	没有/几乎没有	少有	常有	几乎一直有
1. 我觉得比平常容易紧张和着急	1	2	3	4
2. 我无缘无故地感到害怕	1	2	3	4
3. 我容易心里烦乱或觉得惊恐	1	2	3	4
4. 我觉得我可能将要发疯	1	2	3	4
5. * 我觉得一切都很好，也不会发生什么不幸	4	3	2	1
6. 我手脚颤抖	1	2	3	4
7. 我因为头疼、头颈痛和背痛而苦恼	1	2	3	4
8. 我感到容易衰弱和疲乏	1	2	3	4
9. * 我觉得心平气和，并且容易安静坐着	4	3	2	1
10. 我觉得心跳得很快	1	2	3	4
11. 我因为一阵阵头晕而苦恼	1	2	3	4
12. 我有晕倒发作或觉得要晕倒似的	1	2	3	4
13. * 我呼气、吸气都感到很容易	4	3	2	1
14. 我手脚麻木和刺痛	1	2	3	4
15. 我因为胃痛和消化不良而苦恼	1	2	3	4
16. 我常常要小便	1	2	3	4
17. * 我的手脚常常是干燥温暖的	4	3	2	1
18. 我脸红发热	1	2	3	4
19. * 我容易入睡，并且一夜睡得很好	4	3	2	1
20. 我做噩梦	1	2	3	4

　　当我们的焦虑情绪通过自我调节不能好转，可以通过 SAS 焦虑自评量表对自己作一个初步判断，当然最好及时去往心理咨询门诊就诊，避免焦虑带来更大的伤害。

（程雪霖　彭明辉）

如何拯救你的"不开心"？

随着人们对心理健康的重视，"抑郁症"已经不是一个陌生的词汇，"童年创伤""阳光抑郁症"等热词的出现，更让民众发现，抑郁障碍，即抑郁症，是一种如同感冒一般常见的疾病。然而，心情不好就是抑郁症吗？抑郁情绪和抑郁症是一回事吗？如何缓解抑郁情绪？这是很多人会产生的困惑。今天让我们十分钟读懂"抑郁症"。

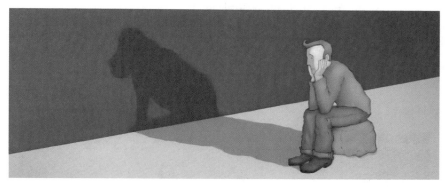

图 53　抑郁

不开心，就是抑郁症吗？

抑郁症患者，不是"不开心"，而是"没有动力"。没有动力起床，没有动力吃饭，没有动力学习和工作，甚至没有动力活着……

暂时的"不开心",并不是抑郁症的诊断标准。

美国精神分析学会提醒,如果你:

(1)每天情绪持续低落,觉得空虚,没有价值感;

(2)对周围的一切事物失去兴趣,且持续两周以上;

(3)疲劳、思维迟缓。

出现上述三项中的任意两项,且持续两周以上,你就处在罹患抑郁症的高风险之中,请一定去医院寻求专业人士的帮助。

抑郁情绪和抑郁症是一回事吗?

如果你情绪低落、无法感受到快乐,对许多事情失去兴趣,思维不如以前活跃,说明你有一些抑郁情绪。但是如果因此导致精神、行为异常,比如自我评价过低、自责,不愿工作,不愿与人交往,失眠、早醒,或睡眠过多,食欲降低,甚至出现想死的念头;如果这样的状况持续两周以上,则考虑抑郁症,需要找心理专科医生诊治了。

所以,抑郁情绪和抑郁症是不同的。前者在每个人身上都可能会发生,并且通过一些自我调整能有所改善;而后者是一种心理和精神上的病症,需要接受药物和心理治疗才能康复。

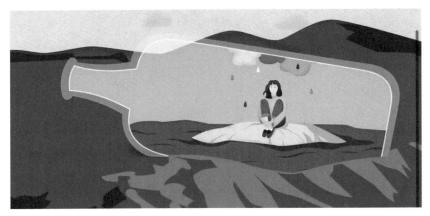

图 54　抑郁情绪

如何防止暂时的抑郁情绪转化为抑郁症呢？本文为大家提供了十个缓解抑郁情绪的方法，当抑郁情绪袭来，不妨尝试我们的建议。

缓解抑郁情绪的十个方法

（1）按下暂停键：当感到情绪来临时，不妨暂停一下，静静体会内心的感受，不必苛责自己的情绪波动，告诉自己，这是暂时的；

（2）释放内啡肽：去出一身汗吧，找一个好天气，好好运动一番。研究表明，运动是缓解负面情绪非常有效的手段，持续六周可以明显缓解抑郁症状；

（3）尝试冥想：在视频网站搜索"冥想"，跟随着视频内容的指引，闭上眼放空。关注自己的身体，将注意力放在当下，学会用另一个视角观察自己的内心；

（4）给情绪找个"房间"：回忆或想象一个让自己感到舒适、安全、快乐的环境。当感到心情不好时，躲进去休息一会儿；

（5）找回掌控感：制定一些具体且细微的目标，并完成它，比如切一个柠檬，或做一碗面，这会让你减少对情绪失去掌控的焦虑感；

（6）随时记录快乐：准备一张纸和一支笔，将一天中觉得做得不错的事和感觉好的瞬间记录下来，睡前回忆一遍；

（7）放弃与他人比较：适当躺平可能不是坏事，和他人比较是痛苦的源泉，适当无视一些世俗意义上的"成功"，是一种智慧；

（8）打扫房间：收纳和整理房间的时候，你能感受到原本因为负面情绪搅乱的内心秩序也在悄然重建；

（9）晒晒太阳：在白天适当晒太阳会帮助我们增加 5 羟色胺的含量，并调节体内褪黑素的分泌节律，缓解失眠的症状；

（10）停止熬夜：洗一个热水澡，放一些舒缓的音乐，提前将手机放在远处，早睡早起，快乐不仅是一种情绪，更是一种能力。

（周烨镁　戴维）

皮肤疾病

"蛇缠腰" 是一种什么病?

什么是带状疱疹?

带状疱疹是由长期潜伏在脊髓后神经节或颅神经节内的水痘——带状疱疹病毒经再激活引起的感染性皮肤病,是皮肤科常见疾病。除了皮肤损害,带状疱疹常伴有神经病理性疼痛,对患者的生活质量造成严重影响。病毒常潜伏在脊髓后神经节或颅神经节内,当患者机体抵抗力降低时,带状疱疹会再次发作。

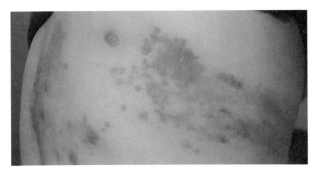

图 55 带状疱疹

有哪些因素会导致带状疱疹的发作?

带状疱疹发作的高危人群有高龄老人、创伤患者、慢性疾病患者（糖尿病、高血压、肾病等），以及具有免疫缺陷或免疫抑制的人群，包括免疫缺陷病毒（HIV）感染、恶性肿瘤患者、服用免疫抑制剂患者等。随着年龄增长，机体细胞免疫功能逐渐降低，带状疱疹的发病率也逐渐升高。

带状疱疹病毒会带来哪些危害？

患上带状疱疹后神经痛是带状疱疹最常见的并发症，疼痛性质呈多样性，可表现为烧灼感、电击感、刀割样、针刺感或撕裂感。常常会影响患者的睡眠、情绪，甚至工作和日常生活，严重时可导致精神障碍和抑郁。30%~50%的患者疼痛可超过一年，部分病程可达十年甚至更长。发生在不同部位的带状疱疹所造成的危害也不同，眼带状疱疹可引起角膜穿孔，导致视力下降甚至失明。耳带状疱疹可导致听觉改变、听力异常和眩晕。

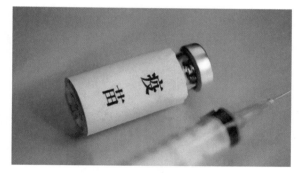

图56　疫苗

如何预防带状疱疹？

接种带状疱疹疫苗是预防带状疱疹的有效措施。目前，全球上市的带状疱疹疫苗包括减毒活疫苗和重组亚单位疫苗两种，推荐50岁以上及免疫功能正常的人群接种以预防带状疱疹。对疫苗成分过敏或以前接种同类疫苗时出现严重过敏为疫苗接种禁忌。常见不良反应为接种部位疼痛、疲劳、寒战、发热等反应。

（郑辉超　周敬）

皮肤起风团是怎么回事？

人体皮肤经常会因接触各种物品突然发出一块又一块的风团，还伴有不同程度的瘙痒，医学上称之为荨麻疹。

荨麻疹是什么？

荨麻疹是由于皮肤、黏膜小血管扩张及渗透性增加出现的一种局限性水肿反应，是常见皮肤病。我国荨麻疹的患病率约为0.75%，女性高于男性。其临床表现为大小不等的风团伴瘙痒，约20%的患者伴有血管性水肿。如果风团每天发作或间歇发作，且持续时间>6周，就称为慢性荨麻疹。

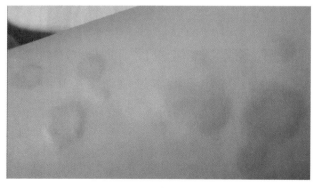

图57　皮肤风团

哪些因素会导致荨麻疹的发生?

荨麻疹的病因较为复杂,依据来源不同可分为外源性和内源性。外源性如物理因素(摩擦、压力、温度、日晒等)、食物(鱼虾和禽蛋等动物蛋白类、蔬果类以及酒、饮料等)及食品添加剂、吸入物(植物花粉、尘螨、动物皮毛等)、药物(免疫介导的如青霉素、磺胺类、血清制剂、各种疫苗等,非免疫介导的如吗啡、可待因、阿司匹林等)、植入物(人工关节、吻合器、心脏瓣膜、骨科用钢板或钢钉及节育器等);内源性因素包括细菌、真菌、病毒、寄生虫等感染引起的自身免疫反应,以及劳累或精神紧张等均可引起荨麻疹。

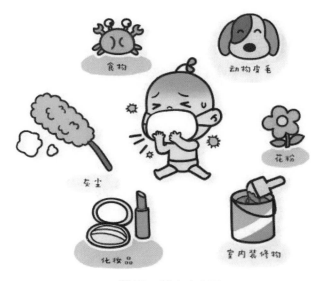

图 58　荨麻疹病因

如何预防荨麻疹的发生?

(1)避免环境因素:保持室内干燥、通风、温度及湿度适宜,避免过热及潮湿。避免强烈日晒,加强个人防护,在暴露部位涂防晒霜等。远离可能导致发病的环境及因素,如花粉、动物皮屑、粉尘、真菌孢子、尘螨及一些挥发性化学物品等。

（2）心理因素：避免情绪激动或长期心理压力过大。

（3）养成良好的生活习惯：规律生活，注意均衡饮食。避免食用引起过敏反应的食物和药物。戒烟戒酒，适量进行身体锻炼，劳逸结合，提高机体抵抗力，降低患病风险。

（4）皮肤护理：加强保湿润肤，避免感染及局部皮肤搔抓刺激。

（5）睡眠休息：保证充分而有规律的睡眠及休息。

（郑辉超　周敬）

处方笺

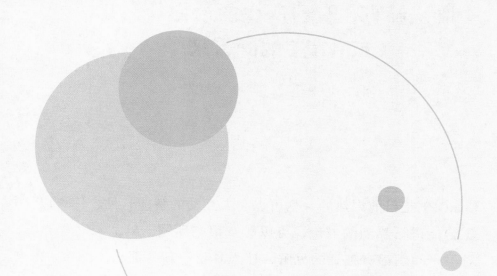

肿瘤早筛早诊

热点问题

医师：＿＿＿＿＿＿＿＿＿＿

临床名医的心血之作……

肿瘤筛查，全科医生能帮你什么？
ChatGPT 的回答来了

ChatGPT 是目前大热的一款可以和人互动的智能软件，你可以与人工智能进行热烈的讨论，可以触及很多话题，AI 思维逻辑严密，对很多问题都有独到的见解，让人耳目一新。那么，ChatGPT 对"肿瘤筛查，全科医生能帮你什么？"的回答是怎样的呢？

ChatGPT 的回答

肿瘤筛查是种很重要的健康状况监测方法，尤其是对于老年人来说，可以帮助他们及早发现肿瘤，早期治疗，减轻肿瘤的发展程度和恶化程度。全科医生可以帮助你准备肿瘤筛查，给出建议，评估你的健康情况，并给出一个个性化的肿瘤筛查计划，以便在确诊前及时发现肿瘤。

首先，全科医生可以指导你进行健康体检，以确定筛查是否适合你，如果发现异常，还可以推荐进一步的检查；并且全科医生可以根据你的年龄、性别、生活方式和家族史，为你编写肿瘤筛查计划，以最大化其有效性。

其次，全科医生还可以协助你确定是否需要做一些进一步的检测，如 CT、MRI、PET–CT 或细胞学检验等，以确认肿瘤的位置、大小、类型、是否转移，以及最佳治疗方案。全科医生还可以帮助你了解有关肿瘤的知识，以及治疗所需的技能和护理，以便你能够充分准备和掌握肿瘤治疗。

再次，全科医生还可以为你提供心理支持，加强你的自我抑制力，减轻你的焦虑情绪，帮助你克服治疗过程中的困难，促进你的痊愈。他们还可以为你提供重要的生活方式改变提醒，建议你作出改变，以尽量减少肿瘤复发的风险，如作出健康饮食和运动习惯的改变，以达到最大化健康的目标。

因此，当你面临肿瘤筛查时，请务必请全科医生提供帮助。他们通过健康评估、个性化的肿瘤筛查计划、进一步的检查和治疗技能介绍，以及心理支持等服务，可以帮助你尽可能早发现肿瘤，并在最短的时间内恢复健康。

此外，你应该知道，肿瘤筛查计划不只是有着明确的方法和节奏，还可以根据不同患者的个体情况动态调整，因此全科医生需要定期督导，确保你的筛查计划能够有效控制和预防癌症。你应该注意，除了定期肿瘤筛查外，预防癌症的另一个重要方式是改变生活方式，养成健康的饮食习惯，保持适当的体力活动，减少抽烟和饮酒，以及做定期的体检，并及时就医。如果你有这方面的疑问，全科医生也可以为你提供咨询服务。

对于肿瘤筛查，全科医生还可以根据不同患者的个人病历制定最佳的治疗方案，并在筛查过程中提供实时的管理和监测，以确保筛查工作有效地完成。此外，全科医生也可以帮助你选择医疗保险，减少因肿瘤筛查和治疗过程中所带来的经济负担。最后，全科医生还可以为你提供有关癌症的新型治疗方案，如免疫治疗、基因治疗和靶向药物等，以确保你能尽快得到最佳的治疗方案。

因此，为了尽可能早发现肿瘤，保持良好的健康状态，建议你定期进行肿瘤筛查，并请全科医生提供帮助，给你提供正确的检查建议和定期的监测服务，以帮助你在治疗肿瘤过程中及早控制和尽快恢复健康。

此外，你还可以请求全科医生参与你的肿瘤筛查后的健康管理，以监督你的肿瘤治疗状况，减少肿瘤复发的可能性，同时及时补充营养和服用抗肿瘤药物，保持最佳的治疗效果。全科医生还可以帮助你更新你的体检报告，定期检查你的肿瘤状况，并为你提供有关肿瘤监测和治疗的最新咨询，以确保你能用最新的药物、技术和护理方式治疗肿瘤，获得理想的治疗效果。

总之，肿瘤筛查是一种有效的健康状况监测方法，能够有效地发现癌症并及早治疗。全科医生可以帮助你为肿瘤筛查制定详细的计划和方案，提供心理支持和护理提醒，帮助你及早发现癌症，尽快恢复健康。此外，全科医生还可以为你提供有关生活方式改变建议、肿瘤治疗的最新技术和后续健康管理的咨询，确保你能够得到最佳的治疗效果。

最后，如果你需要肿瘤筛查，请务必找一位全科医生协助，他们可以帮助你控制和预防肿瘤，减轻你的负担，同时帮助你及早发现癌症，并尽快恢复健康。

（李小攀　ChatGPT）

为什么所有医生都建议你戒烟？
关于吸烟和肺癌你必须知道的事

　　65 岁的李老伯最近两个月总是咳嗽，爬一层楼梯就会喘不过气，他自己觉得只是年纪大了感冒好得慢，直到咳出来的痰中带有血丝，他这才到医院就诊，最终诊断为肺癌。经询问，李老伯是个有三十多年烟龄的老烟民，最多时一天能抽三包烟。诊断出肺癌后，李老伯马上就把烟戒了，看到周围人抽烟也唯恐避之不及。尽管戒烟很难，那些得肺癌的人最后也都成功戒烟了，但你不用等到为时已晚的那一天！

90% 的肺癌和吸烟有关

　　在世界范围内，肺癌的发病数和病死数持续位居恶性肿瘤之首。吸烟是肺癌最重要的危险因素。我国是世界最大的烟草生产国和消费国，正消耗全球 40% 的烟草。如果目前吸烟现状未得到改善，吸烟所导致的死亡人数将持续快速上升，预计到 2050 年我国每年因吸烟致死的人数将达 300 万人。

　　90% 的肺癌和吸烟有关！长期吸烟者的肺癌风险是终生不吸烟者的 10~30 倍；且每日吸烟量越大，越早开始吸烟，肺癌风险也会随之增加；二手烟也会为周围人带来同样的患癌风险。戒烟可显著降低罹患肺癌风险，并会随着戒烟时间的延长而持续下降。因此，戒烟越早越好！

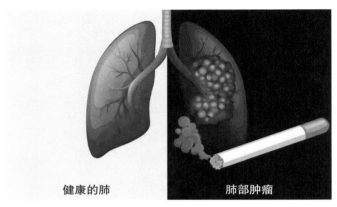

健康的肺　　　　　肺部肿瘤

图 59　肺与肺部肿瘤

再给你一个戒烟的理由：不得肺癌，香烟也能害死你

烟草使用不仅会增加罹患肺癌的风险，还会显著增加 22 种死亡原因和 56 种疾病的风险，包括慢性呼吸疾病、多种恶性肿瘤、心血管疾病、糖尿病等。因此，即使很多吸烟者都说"周围好几个老烟民都没得肺癌，我也不一定会得癌症"。我们必须要知道，香烟不只损伤你的肺，不得肺癌，香烟也能害死人！

抽烟伤"肺"是毋庸置疑的。吸烟会导致肺功能受损，吸烟者更容易发生慢性阻塞性肺疾病、呼吸道感染、哮喘等肺病，出现咳嗽、咳痰、喘不过气等症状。尽早戒烟能减缓肺功能的下降。大多数早期慢阻肺吸烟者咳嗽和咳痰的症状也会在戒烟后最初 12 个月内逐渐改善。

抽烟还伤"心"。吸烟会严重损伤心血管的功能，包括冠状动脉收缩、高凝状态加剧、血脂异常、炎症以及血管内皮功能障碍等，心脑血管疾病的风险就会大大增加。而戒烟可以显著改善心血管功能，使得心血管事件（包括心肌梗死、心脏性猝死和脑卒中）的风险大幅下降。

此外，吸烟还会增加感染、糖尿病、骨质疏松和骨折、生育力低下、消化性溃疡、牙周病、白内障等多种疾病风险。而戒烟可降低以上疾病风险，即使已经发生吸烟相关的疾病，戒烟仍有助于改善病情和症状。

对于有儿童的家庭而言，戒烟更加刻不容缓。由于儿童处于关键的生长发育期，烟草的危害对儿童来说更加严重，会增加短期内各种疾病的风险，还影响儿童的生长发育，甚至可能增加孩子长大后患病的可能性。另外，吸烟会产生二手烟，也会在周围的环境和衣物上残留三手烟，而且二手烟、三手烟的危害也远超直接吸烟。孩子在家长吸烟的环境中，就势必会接触到二手烟、三手烟，从而对身心发育产生不良影响。

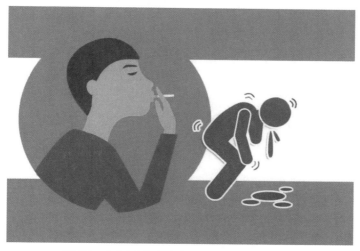

图 60　吸烟后发生咳嗽、咳痰、气喘等症状

戒烟可以没那么难

当你已经产生了戒烟的想法时，你已经成功了一半。只凭自己

的意志力"干戒"确实是有难度的，但我们可以到戒烟门诊，寻求医生的专业帮助，医生可以帮助制定个性化的戒烟方案，提供心理和行为支持，必要时使用戒烟药物治疗。如果不方便去戒烟门诊，还可以拨打"12321"卫生热线戒烟服务或"400-888-5531"中国戒烟专线，也可以获得戒烟的专业咨询。

对于已经香烟成瘾的吸烟者来说，在戒烟后会有戒断症状，包括食欲或体重增加、抑郁心境或快感缺失、失眠、易激惹、易沮丧或易怒、焦虑、难以集中注意力、烦躁不安等。戒烟的最初几周，咳嗽和口腔溃疡可能会暂时增加，但通常会在数周后消除。

我们要了解戒烟后会发生什么以及如何应对，以上这些戒断症状都是身体在戒烟后的正常反应，一般在戒烟后最初的几周内最为严重，之后就会逐渐减轻并消失。行为疗法和戒烟药物（包括尼古丁替代疗法、安非他酮和伐尼克兰）可显著减轻这些症状。一些用药后的戒烟者表示，戒烟药物还会使他们厌恶烟草的气味，从而进一步帮助戒烟。

因此，戒烟可以没那么难，寻求专业帮助，少走戒烟弯路，更快达到戒烟成功！

（杨时佳　李小攀）

解完大便请你多看一眼

我国结直肠癌的发病率和病死率都在持续上升，并且有逐渐年轻化的趋势。通过筛查可早期诊断和预防结直肠癌的发生、发展，从而有效改善预后。结肠癌的很多症状是有迹可循的，这就需要我们时常关注自己的排便习惯和大便性状等，尤其是中老年人群。那么我们要关注哪些事情呢？如果出现了可疑症状，应该做哪些检查呢？

平时关注排便习惯，解完大便多看一眼

结直肠早期无特殊症状，排便习惯与大便性状的改变常为最早出现的症状：

（1）排便习惯：一般情况下，大多数人每天排便1~2次，排便通畅且规律，不费力。当癌肿增大并刺激肠壁时，可出现便意频繁、排便次数增加、腹泻、便秘和腹泻交替等症状。排便前，肛门有下坠感；排便后，不觉腹中轻松，有排便不尽感，这时就要注意了。

（2）大便形状：健康人的大便多是成形的，状如香蕉。当癌肿增大致肠腔狭窄时，大便会开始变细变扁，或有沟槽痕迹，这就是与从前的性状不一样了。

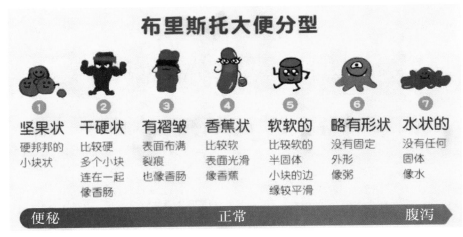

图61　大便形态分型

（3）大便颜色：如果大便颜色发黑，如柏油一样，色黑、质软且有光泽，就可能是消化道出血了。如果大便带暗红色血，并出现了黏液，黏液可能在大便表面，也可能粘在便池壁上，那可能是肠癌侵犯肠壁导致出血了。如果大便带鲜红血或便纸有鲜红血，可能是痔疮，但直肠癌也可能有鲜红血，所以需要警惕并进一步检查。

（4）腹部不适：当癌肿侵犯致肠管狭窄后，还会出现腹痛，常为定位不确切的持续性隐痛，或仅为腹部不适或腹胀感。若进一步致肠梗阻时，则腹痛加重或有阵发性绞痛，排气、排便消失。

（5）腹部肿块：有些肠癌患者会在腹部摸到包块，这多为瘤体本身，也可能为肠道梗阻后导致的积粪，肿块大多坚硬，呈结节状。

（6）全身症状：当肠癌进一步发展，由于慢性失血、癌肿溃烂、合并感染等，可出现消瘦、消化不良、贫血、乏力、低热。

这些人应该接受结直肠癌筛查

推荐一般无症状人群，在45岁以后开始进行结直肠癌的筛查，尤其是长期患有溃疡性结肠炎的人群、肠癌术后的人群、结肠腺瘤治疗后的人群。当40岁以上人群出现上述肛肠症状，并持续两周未缓解，也应尽早筛查。有直系亲属患肠癌的人群患病风险较高，需提早开始筛查；若直系亲属诊断为遗传性结直肠癌，20岁之后就应开始筛查。

大多数人可在75岁左右停止筛查，76~85岁体健及预期寿命在十年以上者，可继续维持筛查；85岁以上者不推荐继续筛查。

我们可以做这些检查

（1）粪便隐血：是最常见的粪便检查。消化道出血量较少时，肉眼无法观察到，而粪便隐血检查可检出。而且，只须收集少量的大便样本即可进行，无创无痛。推荐45岁以上人群每年查一次。

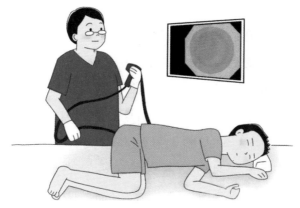

图62　肠镜检查

（2）肠镜检查：通过肠镜，医生可以直接看到肠道内部的情况，包括息肉、癌肿等；还可在发现息肉时立即切除，并作进一步病理检查。但这也意味着肠镜检查前必须排空肠道。肠道准备做得越好，肠镜检查的质量就越高。不过，检查前的清肠准备和检查过程也确实会使人不适。推荐45岁以上人群每5~10年做一次。而有直系亲属患肠癌的人群40岁后需每5年做一次；若直系亲属诊断为遗传性结直肠癌，20岁之后就需每1~2年做一次肠镜。

（杨时佳　李小攀）

饭后这几个表现是胃癌前兆，别以为只是小毛病

胃癌是一种常见的消化系统恶性肿瘤。在中国，胃癌是仅次于肺癌的第二大癌症杀手，我国以世界 20% 的人口，占据了近 50% 的胃癌新增病例数和死亡病例数，位居世界第一。早期胃癌的症状不明显，容易被忽视，到了晚期，治疗难度提升而效果则大大降低。

胃癌在 50 岁以上的人群中发病率较高，男性胃癌发病率高于女性。胃癌家族史和某些遗传基因的突变，高盐、高脂肪、高蛋白饮食以及缺乏新鲜蔬菜和水果的饮食习惯，吸烟和大量饮酒，这些都可能增加患胃癌的风险。幽门螺杆菌（Hp）是胃癌的一个危险因素。

胃癌早期症状并不明显，可能会被人们忽视或误认为是慢性胃炎、胃溃疡等常见的消化道疾病，表现为腹胀、腹痛或不适感，恶心，黑便、便血或呕血，晚期可表现为食欲减退，乏力，不明原因的消瘦、贫血、腹部包块等。

胃癌的高危人群为年龄 ≥ 40 岁且符合下列任意一条者：胃癌高发地区人群，Hp 感染者，既往有慢性萎缩性胃炎、胃溃疡、胃息肉、术后残胃、肥厚性胃炎、恶性贫血等疾病，一级亲属（父母、

子女、兄弟姐妹）患胃癌，存在胃癌其他风险因素（如摄入高盐、腌制饮食、吸烟、重度饮酒等）。

胃癌的常规筛查手段有：

（1）胃镜：是目前诊断胃癌最准确的方法之一，可以观察胃部黏膜是否有异常，如溃疡、息肉、肿块等，并进行活组织检查以明确病变性质；

（2）CT 或 MRI：可以发现胃内占位性病变；

（3）肿瘤标志物如癌胚抗原（CEA 等）：但这些标志物都只能作为参考而不能确诊；

（4）碳13呼气试验：可以检测Hp感染，提高胃癌早期发现率。

得了胃癌也不用担心，医生通常会根据患者的年龄、病情、癌细胞的类型和程度等因素制定个体化的治疗方案。手术是治疗早期胃癌的主要方法，通过切除肿瘤和周围组织来达到治疗的目的；晚期则需要联合化疗（利用化学药物杀死癌细胞）、放疗（利用高能量射线杀死癌细胞）、免疫治疗（激活人体免疫系统来攻击癌细胞）等。

预防胃癌应做到以下几点：

（1）避免过度劳累、长期熬夜；减缓精神压力，保持免疫力。

（2）规律、清淡饮食；增加新鲜蔬菜、水果的摄入；不吃剩饭

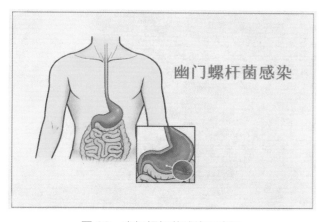

图 63　幽门螺杆菌感染示意图

147

剩菜、烧烤、腌制食品。

（3）使用公筷。78%的胃癌可归因于 Hp 感染。实行分餐制、用公筷可降低 Hp 的交叉感染。

（4）不吸烟、少饮酒。烟酒中含多种致癌、促癌物质，酒精会刺激胃黏膜，损伤黏膜组织，促进有害物质吸收。

（5）胃癌高危人群定期体检，筛查胃癌，以便早期发现，早期治疗。

（张兆毓　周敬）

肝癌"静悄悄"？为什么肝癌一发现就是晚期

肝癌作为我国第四大癌症，却有不少人前期毫无症状，一检查就已经是晚期。"我平时身体可好了！"是他们得知消息后最常说的话。

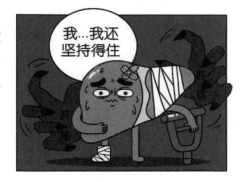

图64　肝癌

为何肝癌一发现就是晚期了？首先，肝脏内部缺乏痛觉纤维，唯有当癌细胞不断生长、膨胀，碰到了肝包膜，人才会感到痛；其次，肝代偿功能强大，正常人只需 1/4 的肝脏就能满足日常所需，所以就算一部分肝罢工了，其他部分仍能继续干活。

或许会有人问，那就把彻底罢工的那一部分切掉不就行了。确实，在临床上有把病变部分直接切除的方案，但这只适用于早期，或是癌细胞很集中的情况下。大多数肝癌往往是由慢性肝病发展而来，如肝炎、肝硬化等，整个肝都不能好好工作了，且癌细胞一般也不会乖乖聚在一起被一锅端，常分散在各个地方。

生活中有很多看不见的危险因素，在一点点危害肝脏。其中病毒性肝炎，也就是我们最常听到的乙肝、丙肝，是最重要最危险的因素。据世卫组织2020年数据，全球约45%的肝癌发生在中国，其中多数患者是由慢性肝炎发展而来。肝炎病毒通过血液、母婴、性行为进行传播，潜伏在人体内感染后常无明显症状，肝炎持续发展，最终成为肝癌的温床。

饮酒是伤肝另一重要因素。酒精在胃肠道被吸收入血后，进入肝脏分解代谢：先变为乙醛，再变成乙酸，最后代谢为水和二氧化碳。请注意，酒精及其代谢产物乙醛、乙酸都具有毒性，随血流进入肝，对肝脏造成危害。酒精肝正是长期大量饮酒导致的一种慢性肝病，进一步发展为酒精性脂肪肝、肝硬化，甚至肝癌。酒精还能加重肝炎病毒对肝的损害，是病毒性肝炎发展成肝癌的得力助手。喝酒的时间越长，量越大，堆积在体内的有毒物质就越多，对肝脏的危害就越大。

除了病毒性肝炎和酒精外，不健康饮食、肥胖或超重、药物的不正确使用都会伤害肝脏。如果每天都大鱼大肉，超过了肝脏的处理能力，脂肪会积聚在肝细胞内，这就是人们熟知的"脂肪肝"。脂肪肝持续存在，会导致脂肪肝性肝硬化，最终可能演变成肝癌。此

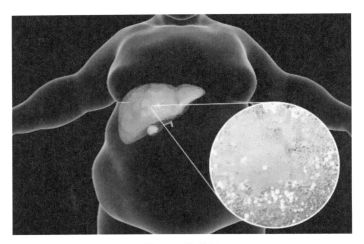

图65　脂肪肝

外，霉变食物中可能含有黄曲霉素，而黄曲霉素是强致癌物，摄入多，也会增加患癌的概率。

即使是小病如果不加以重视也可能变成大病，更何况是对我们极为重要的肝脏，把肝癌扼杀在摇篮里才是上策。因此，我们要保持良好的生活习惯，不抽烟、不喝酒、不超重、不乱吃药、不吃霉变的食物；及时接种乙肝疫苗；已经有慢性肝病的人要积极治疗，包括慢性病毒性肝炎、酒精肝、脂肪肝等，可别因为觉得不痛不痒而不管它了；同时还要定期体检，行肝功能、肝炎病毒标志物、甲胎蛋白和肝脏彩超等检查筛查肝癌。

（张兆毓　周敬）

癌中之王！这些表现是胰腺在"求救"

胰腺癌虽然是发病率最低的癌症之一，但因其高度致死性，通常被称为"沉默的杀手"，因为它的早期症状不明显，隐藏在人体深处，总能假扮成其他疾病，让人难辨其真面目，当察觉其存在已为时已晚，多数已丧失手术机会，五年生存率极低。随着社会经济的发展和生活方式的改变，胰腺癌的发病率呈逐渐上升趋势。了解胰腺癌的相关知识，预防和早期发现胰腺癌尤为重要。

很多胰腺癌患者确诊时已处于晚期，是由于胰腺躲在左上腹的角落里，被胃、十二指肠、肾所包围，非常隐匿。正是因为早期诊断困难、治疗效果差，胰腺癌也被称为"癌症之王"。

胰腺癌患者早期常无明显症状，部分患者会有上腹部隐痛或不适感，伴有向背部放射；也可出现恶心、呕吐、腹泻、便秘、食欲不振等消化道症状。随着肿瘤的进展压迫胆管引起梗阻时，患者还可能出现腹部肿块，皮肤、巩膜发黄，尿色变深，大便颜色变浅，甚至为白陶土色样粪便；同时还可能伴有全身症状，如发热、食欲下降、体重明显下降、贫血、乏力等；部分胰腺癌会分泌胰岛素、胰高血糖素，导致低血糖或高血糖等症状。这些症状都因人而异且并不一定都是胰腺癌，也可能是其他疾病的表现。

哪些人容易患胰腺癌呢？吸烟者患胰腺癌的风险是非吸烟者的2~3倍；随着年龄的增长，胰腺癌的发病率也有所增加，它主要发生在50岁以上的人群中，大多是65岁以上，男性高于女性。胰腺癌的发生与遗传因素相关，有胰腺癌家族史或携带部分致病基因者胰腺癌的发病率显著升高。此外，长期接触化学品、重金属，高脂肪、高蛋白饮食和饮酒，以及患有一些慢性胰腺疾病，如慢性胰腺炎、胰腺囊肿者，胰腺癌的发病风险高于一般人群。对于上述高危人群，应定期进行体检和筛查，以便尽早发现和治疗胰腺癌。

胰腺癌的影像学检查包括腹部超声检查、CT和MRI，可以借助这些检查发现胰腺内的病灶；PET–CT作为一种结合正电子发射断层扫描和计算机断层扫描的影像学检查方法，能够检测胰腺癌转移；CA199、CEA、CA125等血液中的肿瘤标志物升高也可提示胰腺癌。此外，还可以通过ERCP（经内镜逆行胰胆管造影）、超声内镜等协助胰腺癌的诊断。

外科手术切除是治疗早期胰腺癌的首选方法，晚期胰腺癌患者可以根据自身状况、病理结果等接受化疗、放疗、靶向治疗或免疫治疗等治疗。

导致胰腺癌的病因目前尚未探明。但是，均衡营养膳食，适度规律运动，维持健康体重，避免吸烟、饮酒等不良生活方式，能降低胰腺癌患病风险。

（张兆毓　周敬）

退一步海阔天空？忍一时乳腺增生

生活中我们时常听到"退一步卵巢囊肿，忍一时乳腺增生"这样的玩笑话，"气出来的乳腺增生""一生气就乳房胀痛"等词条也常见于热门搜索。这样的现象背后是越来越多的女性在面临工作和生活压力时，长期处于焦虑、紧张的状态。越来越多的人也开始关注乳腺健康问题。目前，乳腺癌是全球女性最常见的恶性肿瘤，也是女性癌症死亡的首要原因。那么生气真的会导致乳腺增生吗？乳腺增生就是乳腺癌吗？希望这篇文章能给你答案。

负面情绪会影响乳腺健康

雌、孕激素的分泌易受焦虑、抑郁等负面情绪影响，而乳腺对激素的变化十分敏感。在劳累、焦虑、精神压力过重等导致内分泌失调的情况下，由于雌、孕激素比例失调，使得乳腺实质增生过度、退化不全，就会导致乳腺增生。因此，"忍一时乳腺增生"这句话没错。

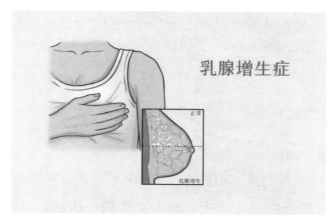

图 66　乳腺增生症示意图

乳腺增生不是乳腺癌

　　乳腺增生是一种良性乳腺病变，大部分乳腺增生并不会恶性病变。目前认为这些良性乳腺病变是乳腺癌的危险因素而非癌前病变，因为随后出现的癌症并不一定位于不典型增生区域，可能发生于对侧乳房，并且只有部分良性乳腺疾病如不典型增生，会增加患者将来发生乳腺癌的风险。因此，如果已经发生了乳腺增生，不需要过度担忧。

　　乳腺增生通常表现为一侧或双侧乳房胀痛和肿块，部分患者的乳房胀痛呈周期性变化，一般于月经前明显，月经后减轻；乳房可有触痛，或乳头溢液。在出现了以上症状时，须进行乳腺 X 线摄影或超声等检查，与乳腺癌进行鉴别。

　　（1）乳房 X 线摄影

　　乳房 X 线摄影是常用的影像学检查方法，广泛用于乳腺癌的普查。乳腺癌的 X 线表现为密度增高的肿块影，边界不规则，或呈毛刺征。

　　（2）超声检查

　　超声对囊性病变有检出优势，可提高诊断的敏感性，并提供进一步的诊断依据；亚洲女性致密型乳腺占比大，与 X 线摄影相比，超声更适用于致密型乳腺病变的评价，是乳房 X 线摄影检查的有效补充。

乳腺癌的筛查建议

（1）一般人群

对于一般人群而言，不推荐小于 40 岁的女性进行筛查；建议女性在 40 岁之后开始筛查，推荐每 1~2 年做一次乳腺 X 线检查；对致密型乳腺推荐与 B 超联合检查；70 岁以上的体健及预期寿命十年以上者均建议维持筛查，推荐每 1~2 年做一次乳腺 X 线检查。

（2）乳腺癌的高危对象

既往有乳腺导管或小叶不典型增生或小叶原位癌病史的女性、既往 30 岁前接受过胸部放疗的女性以及有乳腺癌家族史的女性是乳腺癌的高危人群。对于高危人群，推荐 40 岁或更早开展乳腺癌筛查，每年做一次乳腺 X 线检查；每 6~12 个月做一次乳腺超声检查。

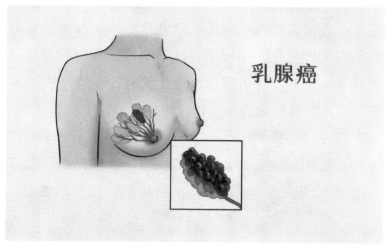

图 67　乳腺癌

预防乳腺癌，我们能做哪些事？

　　健康生活方式是保持身体健康的基石，不仅负面情绪可影响乳腺健康，吸烟、饮酒和肥胖等都会增加乳腺癌的患病风险。因此，为预防乳腺癌，我们应该远离烟酒，合理营养，保持健康体重和良好的心情，坚持锻炼。大量研究表明未经产女性的乳腺癌风险高于经产女性，适时生育、母乳喂养也会对女性起保护作用。此外，上文所提到的乳腺筛查和定期体检是乳腺癌早诊断、早治疗的最重要手段。

（杨时佳　虞莹）

宫颈癌疫苗打不打？一篇文章告诉你

宫颈癌是女性第四大常见癌症。随着宫颈癌疫苗的开发和宫颈癌筛查的开展，宫颈癌的发病率和死亡率已有明显下降。宫颈癌主要由人类乳头瘤病毒（HPV）持续感染引起，大部分人感染后两年内可通过自身免疫系统清除 HPV 感染。而宫颈癌疫苗，也叫 HPV 疫苗，能够有效预防 HPV 感染。

HPV 是一种主要通过性接触传播的病毒，它既可以感染女性，也可以感染男性。其主要传播途径是性行为，同时也可以在身上有破口的情况下，通过接触感染了 HPV 的人共用毛巾、衣服、马桶垫等间接传播。某些型别 HPV 持续感染可引起宫颈细胞异常生长，最后发展为宫颈癌。2005 年国际癌症研究署确定了 14 种 HPV 亚型为宫颈致癌型别，称为高危型 HPV，其中 HPV16、18 是主要的致癌型别，它们共同导致 70%~85% 的宫颈癌。

宫颈癌疫苗有三种：一种是二价疫苗，可以预防 HPV16 和 18 型病毒感染；另一种是四价疫苗，可以预防 HPV6、11、16、18 型病毒感染；还有一种就是九价疫苗，可以预防 HPV16、18、31、33、45、52、58、6、11 型病毒感染。"价"指可以预防的病毒亚型的数量，"价"越高，能预防的病毒亚型就越多。年龄和经济允许的情况下，大体上高价优于低价，接种优于不接种。

根据世界卫生组织（WHO）的推荐，9~45 岁女性推荐接种宫颈癌疫苗，且越早越好，男性也应该接种。此外，宫颈癌疫苗的适用人群也包括已经有过性生活的女性和男性。妊娠期女性不宜接种疫苗，备孕女性建议完成接种后三个月再怀孕；过敏体质者需要仔细核对是否对疫苗成分过敏；有血小板减少症或其他可成为肌内注射禁忌证的凝血功能障碍者不宜接种；急性疾病常伴有发热等全身症状，接种疫苗可能会加重症状，建议在痊愈后接种；有基础疾病如糖尿病等患者，适龄情况下仍可接种。

接种宫颈癌疫苗的有效性可以达到 90% 以上。此外，疫苗可以提供至少十年的免疫保护，甚至更长时间。然而需要注意的是，疫苗并不能保护所有的 HPV 病毒类型，因此仍有可能感染其他类型的 HPV 病毒。

宫颈癌疫苗已经在全球范围内接种多年，其安全性和有效性也得到了充分的验证。大多数人接种宫颈癌疫苗后，不良反应都很轻微，常见的有注射部位发痒、疼痛，偶有发热、疲劳、眩晕等不适。

最后提醒大家，宫颈癌疫苗虽然可以有效预防宫颈癌，但并不能完全取代定期的宫颈癌筛查。因此，即使接种了宫颈癌疫苗，也应该继续定期进行宫颈癌筛查，以便及时发现和治疗宫颈癌。

（张兆毓　周敬）

最善良的癌症？这几件事你必须知道

曾听一位老师笑言："如果一生中非要得一种癌症，我会选择甲状腺癌。"总的来说，相比其他恶性肿瘤，甲状腺癌的恶性程度低、发展慢、生存率高。但即使是"善良的癌症"，甲状腺癌的发病率仍不能小觑。据统计，全球每年新增甲状腺癌约三十万例。我国甲状腺癌的年发病率为 14.65/10 万人。

哪些人容易患甲状腺癌呢？首先，年龄越大，甲状腺癌的发病率越高，特别是女性，女性患甲状腺癌的比例高于男性；第二，为遗传因素，如果有一位或多位亲属曾经患有甲状腺癌，那么该家族中的成员患病的风险会相应增加；第三，长期接受辐射暴露的人群，如核电站工作人员、医学放射治疗人员等，其患甲状腺癌的风险较一般人群高；第四，曾经患有甲状腺疾病者，如甲状腺结节、甲亢等，患甲状腺癌的风险也相对高。此外，如果长期食用含有亚硝酸盐和硝酸盐等化学物质的食品，如腌制食品、烤肉等，也可能增加患甲状腺癌的风险。

早期甲状腺癌常无明显症状；当疾病进展到癌组织浸润、压迫周围组织或器官时会有颈部肿块、局部疼痛、咽部不适等症状；如甲状腺癌侵犯喉返神经时会导致声音嘶哑，侵犯气管或气管分支导致呼吸困难，侵犯食管或食管周围组织会导致吞咽困难。甲状腺髓样癌还可能伴有手脚抽搐、面部潮红、心悸、腹泻、消瘦等类癌综合征的表现。但请注意，甲状腺肿块并不一定是甲状腺癌，很多良性的甲状腺疾病也可能出现甲状腺肿块。如发现甲状腺肿块，应及时至医院并接受相关检查明确诊断。

诊断甲状腺癌要做什么检查呢？定期进行甲状腺的自我检查，触摸甲状腺是否有异常的结节或肿块。超声是诊断甲状腺癌首选检查方法，能发现无法触到的微小肿块。CT、MRI 等能协助判断甲状腺癌有无转移或侵犯其他组织和器官。当发现疑似癌症的结节或肿块时，可采用细针穿刺的方法抽取部分细胞样本进行活检以确定病灶的性质。

甲状腺癌的治疗主要包括手术、放射性碘治疗及药物治疗等。其中手术是治疗甲状腺癌的主要方法，手术可以切除病灶，并进行周围淋巴结清扫。放射性碘治疗通常用于甲状腺癌术后治疗，可杀死体内残留的癌细胞，也用于治疗转移性甲状腺癌。药物治疗通常用于无法手术治疗的甲状腺癌患者，或者治疗转移性甲状腺癌，如甲状腺激素替代治疗可以通过抑制甲状腺素的产生来抑制癌细胞的生长。

希望各位读者通过本篇文章可以更全方位地了解甲状腺癌，提高自身对甲状腺癌的认识和防范意识，及早发现和治疗甲状腺癌，保护自己的健康。

（张兆毓　周敬）

为何全世界近半食管癌发生在我国？

改掉这些导致食管癌的坏习惯

我国作为食管癌的高发地区，与以下这些不良习惯密切相关。

（1）食用腌制食品、高盐食品、霉变食品：腌制食品和高盐食品中的亚硝基化合物可通过诱变作用产生致癌性。霉变食物中存在的产毒素（如黄曲霉毒素）真菌，可在一定程度上通过将硝酸盐还原为亚硝基化合物，从而产生致癌性；

（2）喜烫食、饮用热茶：食管黏膜正常耐受温度仅为 40℃ ~ 50℃，高温食物和饮料可造成食管黏膜热损伤，从而增加食管癌的风险。我国喜烫食、饮用热茶的地区也是我国食管癌的高发区；

（3）进食过快、食物过硬：因进食过快而未充分咀嚼的食物和过硬的食物，也可损伤食管黏膜，从而增加食管癌风险；

（4）抽烟、饮酒：吸烟和过量饮酒是许多恶性肿瘤的明确危险因素，也会增加食管癌风险；

（5）咀嚼槟榔果或槟榔嚼块：槟榔质硬且具有上瘾性和毒性作用，短期可致口腔溃疡及食管损伤，长期则可致口腔癌和食管癌等。

因此，养成良好的生活饮食习惯是预防食管癌的重要方法，我们应当合理饮食，多食用新鲜水果和蔬菜，少吃咸菜、酸菜等腌制食品、高盐食品，不吃霉变的食物；不食用烫食，不饮用烫水；细嚼慢咽；戒烟限酒；不食用槟榔。

出现这些症状别大意

早期食管癌症状不明显，出现以下症状时需要警惕。

（1）吞咽困难，或吞咽时偶有不适，尤其是食用粗硬、干燥的食物时，食物吞咽缓慢，有停滞感或异物感，可自行消失或饮水后缓解。如果为食管癌，这一症状会逐渐加重。

（2）胸部不适，如胸骨后疼痛或烧灼感。

（3）声音嘶哑。

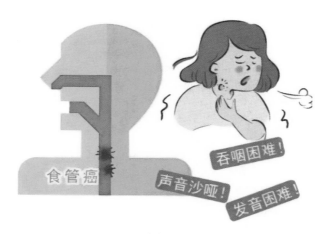

图68　食管癌相关症状

定期筛查很重要

（1）这些人是食管癌高风险人群：年龄 >40 岁，并符合下列任一危险因素者为食管癌高危人群。

1）长期居住于食管癌高发地区（我国食管癌最密集区域位于河北、河南、山西三省交界的太行山南侧，尤以磁县为著，在秦岭、大别山、川北、闽粤、苏北、新疆等地也有相对集中的高发区）；

2）一级亲属（父母、子女以及亲兄弟姐妹）有食管癌病史；

3）患有食管癌前疾病或癌前病变；

4）具有食管癌高危因素，如吸烟、饮酒、超重、喜食烫食等生活饮食习惯。

（2）建议食管癌高风险人群这样筛查，早发现、早诊断才能早治疗：

1）普通内镜检查，每两年做一次；

2）若内镜病理结果提示轻度异型增生，每年要做一次内镜检查；

3）若内镜检查病理结果提示中度异型增生，每半年要做一次内镜检查。

（杨时佳　虞莹）

这几个前列腺癌的危险信号要警惕

前列腺癌是全球男性第二常见的癌症，也是导致男性死亡的重要原因。近年来，我国前列腺癌发病率显著上升。前列腺癌患者的生存时间与其临床诊断时恶性肿瘤分期密切相关。由于前列腺癌早期症状隐匿，许多患者初次诊断时已为肿瘤中晚期，生存时间较短、预后较差。因此，警惕前列腺癌的早期症状、积极体检筛查就显得尤为重要。

前列腺癌的危险信号

（1）下尿路症状：罹患前列腺癌后，前列腺腺体可增大，从而出现与良性前列腺增生类似的症状，许多患者是在良性前列腺增生术后通过病理检查发现前列腺癌。因此，出现下尿路症状时应及时进行检查。下尿路症状包括：

1）储尿期症状指在膀胱充盈及储尿阶段出现的症状，如：尿急，尿频，夜间须起床排尿≥一次；不自主地漏尿；膀胱感觉异常；

2）尿流缓慢，可能伴随尿流分叉；

3）排尿不畅，尿流时断时续，尿线变细；

4）排尿费力，即需要腹肌用力才能开始、维持或增加尿流；

5）排尿时疼痛、烧灼感或全身不适；

6）末尿滴沥，即排尿末段用时延长，此时尿流缓慢、尿流细或滴沥；

7）排尿后有不尽感；

8）排尿后余沥，即排尿后不久，通常为离开厕所后又出现不自主的尿液流出。

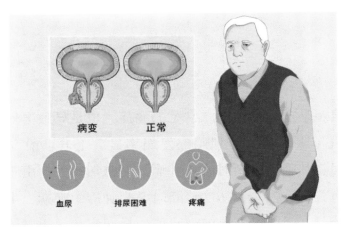

图 69　前列腺癌相关症状

（2）血尿或血精：当癌症侵犯到周围组织器官，如泌尿道、精囊时，可出现尿液、精液带血的症状。

（3）疼痛：下腹部可有疼痛。当肿瘤转移时，会有腰部、髋部、腿部或其他部位的疼痛。骨髓是前列腺癌最常见转移部位，骨髓转移时还可以引起骨痛、脊髓压迫症状及病理性骨折等。

（4）淋巴结肿大：淋巴结是前列腺癌的常见转移部位，当出现无痛性肿块时，尤其是腹股沟区肿块，应警惕。

哪些人是前列腺癌的高风险人群？

具有以下前列腺癌高危因素的男性，都须提高警惕，必要时进行相关检查，出现异常结果时应定期随访：

（1）年龄＞50岁的男性：前列腺癌的发生与年龄相关，40岁以下发病率较低，40~59岁发病率开始上升，60岁后发病率快速上升。年龄＞50岁的男性即为高风险人群；

（2）年龄＞45岁且具有前列腺癌家族史的男性；

（3）年龄＞40岁且基线前列腺特异性抗原（PSA）＞1纳克/毫升的男性。

筛查前列腺癌的具体检查项目

前列腺癌高风险人群可以定期进行血清前列腺特异性抗原（PSA）检测。PSA是前列腺产生的一种蛋白质。前列腺癌可导致PSA升高。PSA ≤ 4.0纳克/毫升时，每两年检查一次并随访即可。

若检查发现PSA升高也不需要太过担忧，因为其他非癌症原因也可导致PSA升高，包括良性前列腺增生、前列腺感染、前列腺受伤（例如在骑自行车后）、前列腺按摩、直肠指检、前列腺穿刺、射精等。如果PSA略微偏高，通常只需要复查，复查前两日应避免前列腺按摩、前列腺相关检查、射精和骑自行车等。若有前列腺感染，可能还须使用一段时间抗生素再复查。

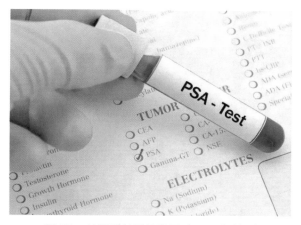

图70　前列腺特异性抗原（PSA）检测

我们如何预防前列腺癌？

（1）多饮水，勤解尿。多排尿可对前列腺起冲洗作用。

（2）避免憋尿、久坐不动。憋尿、久坐不动可使前列腺受压迫，不利于前列腺健康。

（3）避免吸烟、饮酒等不良生活习惯；避免过于辛辣的食物。吸烟、饮酒、辛辣的食物都会增加对前列腺的刺激，引起腺体的过度充血、肿胀。烟草中也含有多种致癌物。

（4）减少高脂肪摄入；增加蔬菜水果的摄入。

（5）适度运动，规律作息。

（杨时佳　虞莹）

No. 1656816

处方笺

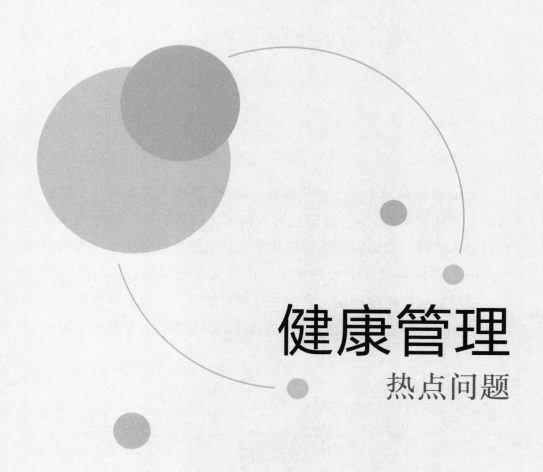

健康管理

热点问题

医师: ＿＿＿＿＿＿＿＿＿＿

临床名医的心血之作……

为什么要进行健康体检?

2012 年钱阿姨参加了单位体检,肺部 CT 检查发现有一个肺结节,直径达到 1.1 厘米,赶紧到胸外科医生门诊看病。医生建议胸腔镜手术活检,术后做了病理切片检查,结果显示肺鳞状上皮细胞癌。随后钱阿姨接受了开胸手术,将癌变组织切除。之后的日子里,钱阿姨保持定期随诊,病情一直没有复发。一说起这件事,钱阿姨就感叹:"幸好自己定期参加健康体检,早发现,早诊断,早治疗,疗效好。"

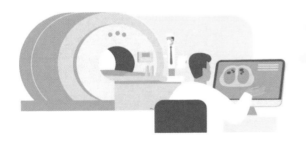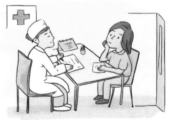

图 71 健康体检

疾病的定义

《中国医学百科全书》对疾病的定义是:机体在外界致病因素和体内某些因素的作用下,因内环境紊乱而发生的异常生命活动过程。在此过程中，机体对病因及其损害，产生抗损害反应。它们在体内表现为功能、代谢和结构的异常变化。患者则呈现各种症状、体征以及社会行为上的异常，特别是劳动能力的减弱或丧失。

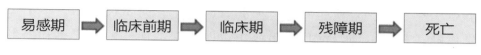

图72 疾病自然过程

疾病的进程

从医学角度来讲，疾病的自然进程可分为五个阶段：

（1）易感期：疾病尚未发生，但导致疾病的危险因素已经存在，如超重、吸烟、酗酒、熬夜、血压过高等；

（2）临床前期：疾病已经发生，人体开始产生病理变化，但人体自觉无症状；

（3）临床期：疾病的症状开始显现；

（4）残障期：疾病发展进入晚期；

（5）死亡：各重要脏器功能衰退，导致死亡。

体检的必要性

我们经常听到这样的情况，有的人出现了各种不舒服，到医院看门诊做检查后才发现早已患上某些恶性肿瘤，后悔当初没有重视定期的健康体检，没把单位组织的每年一度的体检当回事，以致错过最佳治疗时机，增加了治疗的难度，形成了终身残疾，甚至丧失生命。

多数人都会等到发现有症状时才去看医生，其实此时疾病已到了临床期，疾病已经损伤了内部结构。如果能在临床期之前发现，内部病损尚未产生，治疗效果和预后要比症状出现之后才就医好很多。人们希望在疾病发生之前就开展针对病因的干预，阻止疾病的发生。但由于许多慢性疾病（如恶性肿瘤）的病因复杂，往往难以实现干预。随着健康体检的出现，人们可以在某些疾病的临床前期或早期，通过适当的检测技术，将机体出现的一些异常特征（如肿瘤的早期标志物、血压升高、血脂升高等）及早检测出来，尽早正确诊断，并采取适当治疗，最终可以明显提高疾病的治愈率和患者的生存质量，降低人群死亡风险。

体检的重要性

体检是体格检查的简称，指通过医学手段和方法对受检者的身体进行检查，是患者在医疗机构就诊时最常遇到的检查方法。1947年，美国医药协会最早提出了现代的"健康体检"概念，并郑重建议：35岁以上的健康人，应每年做一次全面的体格检查。2009年国家卫生健康委员会颁布的《健康体检管理暂行规定》提出"健康体检是指通过医学手段和方法对受检者进行身体检查，了解受检者健康状况、早期发现疾病线索和健康隐患的诊疗行为"。

以北京市体检中心为例，2020年开展体检9.3万人次，检出重大阳性病例近400例，其中检出恶性肿瘤近200例，充分发挥了早发现、早诊断、早治疗的作用，提高了治疗效果，提升了患病人群的生活质量。

通过健康体检，我们能够对自身机体功能状况进行了解，获取健康知识，树立健康观念，提高健康素养，改变不良生活方式，避免致病危险因子产生。健康体检最重要的是为健康管理提供分析、评估、指导的依据，实现疾病防治关口前移，最终达到以最小的投入获取最大的健康收益。

因此，健康体检是早期发现疾病、早期治疗疾病、促进人民身体健康的重要手段。

（马到诚）

体检不管理，小病变大病——
什么是健康管理？

　　李先生 56 岁，走南闯北抽烟喝酒做了大半辈子销售，平时从不去医院，前两年单位安排体检了，他想年纪上去了也参加了。常规体检后发现不少小毛病，有点"三高"还有个肺部毛玻璃小结节，目前没啥大问题但建议他半年后随访，他自己感觉没啥不舒服，听了也忘了，就没关心这个。但是到了今年，李先生发现自己好像咳嗽变多了，人也没力气了，瘦了十多斤，最近一个月更是背部骨疼痛明显到夜不能寐，在家人的督促下去医院看病，一看吓一跳，已经是肺癌晚期骨转移了，医生回过头去看两年前体检的肺小结节已经从 6 毫米发展到两厘米，且转移到骨骼了。这时的李先生后悔没有听体检医生的话做好定期随访和健康管理，如今酿成大祸，追悔莫及。

　　什么是健康管理？健康管理和体检有什么区别？

　　通俗来讲，健康体检只是健康管理的第一步，生活中不少人认为没接到体检中心的重要异常结果的电话，本次体检就万事大吉，体检报告根本不想多看两眼，束之高阁。殊不知，体检发现的所谓的小问题如不引起重视，就会出现"检了白检，小病变大病"的情况。例如肾结石因平常无症状，不去专科就诊处理，最后发展到肾积水；乳腺、甲状腺、肺部结节未定期复查，转变成乳腺、甲状腺或肺部肿瘤；肥胖患者未重视变成高血压、糖尿病、脂肪肝；这样的事情屡见不鲜。

　　健康管理是健康体检的延伸与扩展，健康体检只是一种形式，健康管理则是对整个人从身体到心理健康的监测和规范。健康管理的"三部曲"是指健康体检，健康评估，健康促进。根据个人的情况制定出"1+X"的量身定制的体检项目，在体检得出结果后予以健康评估，如果是疾病交给相应的专科医生，如果是危险因素就交给健康管理的医生，然后进行健康教育，非药物干预，连续监测和跟踪随访。健康管理的核心内容是"早筛查，防大病，管慢病，促健康"。健康管理不能一蹴而就，而是贯穿一生的过程，更好地参与健康管理可以减少健康的危险因素，从而获得更好的健康状态，让人活得更长更有质量。

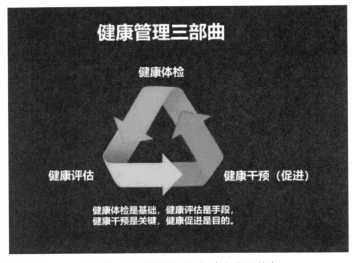

图 73　健康管理三部曲（来自网络）

健康管理是怎么进行的？

（1）个性化地定制"1+X"体检项目：每个人的"X"是不一样的，健康管理就是根据每个人不同的年龄、性别、家族史、个人史、生活方式、既往疾病史、近期的主诉、服药情况等综合考虑，由健康管理的专业团队针对性地增加相应专科和并发症的检查项目，增加检查的精准性，避免查了白查，查不到位的"体检无用论"。

（2）健康评估：首先根据体检的结果，由健康管理的专家对报告进行综合解读，这是非常关键的一步。很多人在拿到体检报告后不去医院，体检报告快递回家自己看，对报告上的各种指标一头雾水，上网搜索也查不出一个所以然，有的索性看也不看。其实最好的选择是将体检报告给健康管理专科医生，由医生帮你解读体检报告，详细说明。接下来，健康管理专科医生会通过多学科的合作和健康评估工具，评估你的健康需求，疾病风险，从而制定个体化的健康管理方案。健康—亚健康—疾病前期—疾病发作，这是一个缓慢的过程，一般长达数年甚至十几年，健康评估早期发现危险因素，及时干预是健康管理的重要一步。

（3）健康干预：主要包括预防保健、慢病管理。预防保健包括定期随访指标、接种疫苗等内容。我国传统医学提倡"治未病"，这就和预防保健的理念非常契合。预防保健的目的就是为了"早发现，早诊断，早治疗"，在健康问题出现或者变得更严重之前进行干预，尤其是对于体检出来的可疑指标及时定期随访，提醒患者来复诊复查，对结果进行比较，观察其变化，避免发展成更加严重的疾病。

慢病管理是涉及对如糖尿病或高血压等慢性病的健康管理：主要是非药物干预，包括生活方式的改善，营养处方，运动处方，睡眠指导，心理调整，戒烟戒酒等综合干预手段改变他们不良的生活方式（很多慢性病都是"生活方式病"），帮助他们控制病情和预防并发症；同时通过定期的随访与检查以及调整用药，来提高治疗效果，降低用药风险和节省医疗费用。

（4）健康促进：健康教育是贯穿健康管理的整个部分，从对健康和疾病的认知，决定了对健康的重视程度，后续健康管理的依从性。通过有针对性的健康科普、健康教育提升患者自身对疾病和健康的了解，帮助他们学会慢性病的自我管理，包括服用药物，自我监测，健康的生活方式等，以达到促进健康，活出健康的目的。

（梁旻豪　洪维）

健康管理未来学科发展方向是什么?

　　小王在某省的一家国企工作,作为员工福利,每到年终的时候,单位都会安排所有员工前往某省人民医院的健康管理中心进行体检。他是单位的新员工,很好奇为什么体检一定要去健康管理中心,而不是距离更近的地段医院和卫生服务站。上网查询后,他发现很多大医院都设立有健康管理中心,不仅提供最基本的体检项目,同时还有体检后的报告解读和健康危险因素评估,以及健康宣教和体检后的健康随访等一系列健康服务。健康管理到底是什么呢?

古代的健康管理

　　人类对健康的追求是亘古不变的话题。早在6000多年前,古埃及人认为人体只需要一定量的食物滋养身体,超出的部分反而影响健康。他们通过禁食、催吐、灌肠等方法控制饮食量,这可能是现有记载最早的健康管理行为。我国春秋时期的《左传》,初步对疾病与健康形成客观的认识,意识到饮食、情志、生活方式等因素会对健康产生影响。

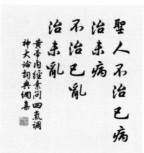

图74　圣人不治已病,治未病,不治已乱,治未乱

秦汉时期的《黄帝内经》明确提出"治未病"思想，论述饮食、五味、起居、情志等对人体的影响。

现代的健康管理

现代的健康管理与生产力进步和人力资源观念的演变密切相关，是时代发展的需要。1929 年，美国蓝十字和蓝盾保险公司开始健康管理的早期探索，为教师和工人提供基本的健康管理服务。1940 年，Lewis C. Robbins 医生首次提出健康风险评估的概念，后续几十年逐步完善的健康风险评估系统，为现代健

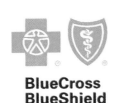
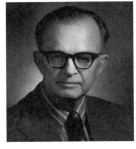

图 75　美国蓝十字和蓝质协会，
Lewis C. Robbins 医生

康管理的形式奠定了基础。

第二次世界大战以后，各国的经济条件普遍改善，随着现代工业化、都市化带来的人口集中，居住和交通拥挤，生活紧张、忙碌，社会关系复杂多变，导致人们的行为和生活方式发生变化。危害人类健康的疾病谱发生了改变，卫生工作的主攻方向也由传染病延伸到慢性非传染性疾病，健康管理的发展被提上了日程。

国外发达国家的健康管理（以美国为例）

20 世纪 60 年代，美国慢性病患病率不断上升，医疗费用急剧上涨，美国保险公司和企业注意到当时 80% 的医疗支出被用于治疗那些本来可以预防的疾病。如果降低此类疾病的发病率，可节省大量的医疗费用，因此正式提出健康管理的概念，并受到政府的重视。1973 年，美国国会通过《健康维护组织法》，从而在制度上确保了以医疗保险为基础的健康管理发展。1978 年，美国密歇根大

学成立了首个健康管理研究中心，将健康管理真正发展成为一门医学学科。20 世纪 70 年代末，美国开展了"健康美国人"的全民健康行动，该行动有三大目标：预防疾病、拯救生命；提高人民生活质量；坚持健康促进与疾病预防用以节约开支，健康管理的概念逐渐得到民众认可。目前，美国健康管理服务队伍已经形成较大的规模，包括医疗集团、医疗机构、健康促进中心、大中型企业，社区服务组织等，为大众提供各种形式和内容的健康管理项目及其相关服务，主要以提高健康生活质量、延长健康寿命、消除健康差距为目标，成为美国医疗保健系统的一支重要力量。美国的健康管理一直处于世界领先水平，是健康管理应用、信息系统研发的引领者。

全球的健康管理

1989 年世界卫生组织对健康进行了定义，即"健康不仅是没有疾病，而且包括躯体健康、心理健康、社会适应良好和道德健康"。医学目标从以疾病为中心转变为以健康为中心，医学目的也从对抗疾病和死亡逐渐转变为对抗早死、维护和促进健康、提高生命质量，推行自我保健、家庭保健和发展社区卫生服务。相应地，以临床医学为基础、以健康管理学为支撑，发展健康管理服务已经成为全世界范围各个国家实现社会健康水平可持续发展的共识。

20 世纪 90 年代，英国、德国、芬兰、日本等国家也相继效仿，逐步建立不同形式的健康管理组织。发达国家的现代健康管理起步早，发展比较成熟，已形成涉及医学、管理学、社会学、心理学、公共政策等多学科交叉的综合性学科。

我国的健康管理

我国健康管理的发展起步较晚，直到 20 世纪 90 年代，我国学者才开始健康管理的相关研究。2001 年，我国首家健康管理公司注册。

2005 年，健康管理师作为新职业被原劳动和社会保障部发布。2007年，中华医学会健康管理学分会成立，同年，由中国科协主管、中华医学会主办并编辑出版的《中华健康管理学杂志》创刊，标志着我国健康管理学科的学术理论研究和学科全面建设的起步。2009 年，中国健康管理专家达成了《健康管理概念与学科体系的中国专家初步共识》。2015 年，教育部《普通高等学校本科专业目录》中增设了健康服务与管理专业。截止到 2018 年，三年间共批准 61 所高校招收健康管理本科专业，标志着我国健康管理学科的发展道路趋于成熟。目前，国内大型医疗机构的健康管理中心已发展至 460 余家，各中心逐渐发展规模化、流程规范化、质控标准化、建设体系化。

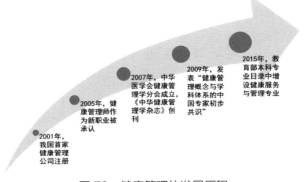

图 76　健康管理的发展历程

（马到诚）

体检前需要做哪些准备工作?

随着大众生活水平的提高，大家对于健康的认识也逐渐由"治病"向"治未病"转化。而体检是监测身体状况、早日发现疾病的主要手段，能够达到早发现、早治疗、切实提高人民生活质量的目的。所以要完成一次有针对性且结果准确的健康检查，体检前的准备工作十分重要。以下将对体检前的准备工作进行介绍。

问题 1：体检前总会紧张焦虑怎么办?

健康体检是我们定期监测自己身体健康状况的一种方式，所以不需要有太多的心理负担。体检前几天不要剧烈运动，如有运动习惯保持常量或中等强度以下锻炼即可。体检前一天建议清洗全身，避免因取样部位污染导致的结果异常。平缓情绪，放松心态，保证充足的睡眠，不要因为熬夜引起体内指标发生变化，也不要过分焦虑导致睡眠不足，平常心面对就好。

问题 2：体检前饮食需要注意什么?

体检前三天禁止暴饮暴食，抽烟饮酒，防止心率、血压异常增加或尿糖假阳性可能等。体检前三天禁食动物内脏类食品，防止大便隐血假阳性结果。体检前一天应该清淡饮食，勿食高脂高糖类难消化的食物，防止引起血脂、血糖等检查结果异常。在前一天晚上22 点后要严格禁食。体检当天如有空腹项目早晨切勿饮食饮水，避免影响血液生化检查及空腹 B 超项目。

问题 3：体检前还能吃药吗？

部分体检者有长期服药或服食保健品的要求，但有些药物或保健品会遮掩疾病表现，所以我们建议体检前不宜用药。高血压、心脏病、糖尿病受检者请随身携带常备药品，空腹项目结束后按常规剂量服用，因病情紧急须使用的抢救药物除外。如因特殊疾病需要长期服药不能间断者，按日常用量计划服用，但在体检时应主动告知医师药物名称和服用剂量，以便医生能够正确判断体检结果。

问题 4：作为女性检查者需要有什么特殊准备吗？

女性检查者体检前一天禁止与伴侣同房。检查当日一般建议避开月经期，不仅要避免因经血引起的尿隐血和便隐血假阳性结果，还要防止因经期内分泌改变引起的血液激素检查及乳房触诊结果异常。妇科检查做宫颈涂片前一天不要阴道冲洗或使用塞剂，月经期间禁止做妇科检查或妇科 B 超以防感染。特别注意的是备孕、怀孕、未婚及妇科术后的女性在做妇科检查及妇科 B 超时一定要提前告知医生，视情况行妇科检查及妇科 B 超。

问题 5：体检哪些项目需要空腹检查？

体检需要空腹的项目主要分成两类，第一类是血液检查：包括肝功能检查、肾功能检查、血糖、血脂等检查，空腹是为了保证血液样本不会出现因外来进食引起的外源性假性增高；第二类是影像类检查：腹部（肝脏、胆囊、胰腺、脾脏、肾脏）B 超、上腹部 CT、上腹部核磁共振，胃肠镜等检查，空腹是为了防止食物以及食物消化产生的气体对于影像检查的干扰。胸部CT、颅脑核磁共振不需要空腹。

问题6：体检哪些项目需要憋尿检查？

因子宫附件、前列腺等脏器都处于膀胱后下方或盆腔较低、较深处，其上方被大量肠管覆盖，超声波无法穿过肠道的气体，因此开展以上部位的检查就需要憋尿。膀胱充盈后可将肠管快速推开，减少肠内气体对超声检查的不利影响，便于清晰成像。因此，超声检查中包含膀胱、前列腺、精囊、输尿管、子宫附件等检查时需要憋尿。

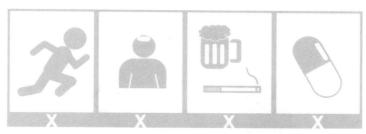

不要剧烈运动　　不要焦虑担忧　　不要暴饮暴食　　不要检前服药
　　　　　　　　　　　　　　　　不要抽烟喝酒

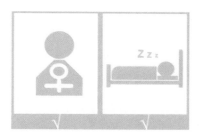

孕妇可以体检　　　规律作息
但要提前告知　　保证充足睡眠

图77　体检注意事项

问题7：碳14（^{14}C）呼气试验要怎么做，需要做什么准备？

碳14呼气实验是用于反映胃部幽门螺杆菌感染的一种筛查性实

验。检查者口服 14C 尿素胶囊进入胃部，如有幽门螺杆菌，就会分解尿素酶水解尿素，形成二氧化碳排出体外，通过检测患者呼出的气体中有没有被标记的 14C 判断结果，如有代表存在幽门螺杆菌，反之则无。需要注意的是该检查需要空腹或用餐两个小时后进行，检查者要按照护士的要求进行吹气，以保证样本的有效性。

问题 8：除此之外体检还需要什么其他准备？

为了保证体检当天有条不紊，体检前一天要提前确定体检地点及交通方式以保证顺利到达，不要因为突发状况造成情绪波动。体检当天建议着宽松轻便、易穿脱的衣物，不建议紧身、连体、高领的服饰导致检查部位暴露不全面。女士不建议佩戴首饰或涂抹浓妆，避免以上干扰影响医生判断。

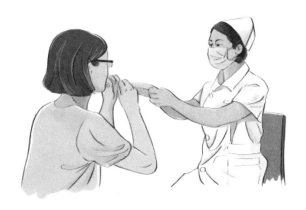

图 78　C_{14} 呼气试验，按护士要求吹气

（彭珊珊）

抽血化验时需要注意的事项

血液检查是体检过程中不可或缺的项目，血液由于在各个系统、器官间循环流动，携带了大量能够反映不同系统、器官情况的物质。通过检测以上特异性物质有无或者多少可以达到反映疾病情况的目的。是诊疗过程中非常重要的参考依据，应该引起大家的重视。

问题 1：抽血检查前饮食生活方面需要注意什么？

血液检查前三天应清淡饮食，禁止暴饮暴食，抽烟饮酒以及食用动物内脏类和高脂高糖类食品，防止由此产生的异常检查结果。尤其在前一天 22 点后要严格禁食。体检当天如有空腹项目早晨切勿饮食饮水，避免影响肝功能、肾功能、血糖、血脂等检查结果。体检前几天不要进行剧烈运动或中等强度以上的锻炼。体检前一天建议清洗全身，避免因取样部位污染导致结果异常。放松心情，保证充足的睡眠。

问题 2：抽血检查时应注意什么？

抽血时保持情绪稳定，不要过分紧张。与护士核对姓名后听从护士安排，如血液抽吸压力不足时可交替松握拳头协助抽血，如有晕血、晕针及低血糖等症状需提前告知护士。

问题 3：抽血检查后应注意什么？

抽血完成后，在针孔及其上一指处用力按压 3~5 分钟，保证血液不溢出。按压过程中不要揉搓移位，待针孔处血液完全凝固后再松手，建议有条件的情况下使用创可贴覆盖针孔处。如果抽血后感觉头晕、黑蒙、出冷汗、四肢发软等症状应及时取得医护人员或者同伴的帮助，平躺休息视情况补充糖分，防止跌倒发生。

问题 4：抽血检查为什么需要那么多管血？对身体有伤害吗？

人体血液含量约为体重的 6%~8%，以 50 千克女性为例，体内血液含量约为 3.5 升，体检使用的抗凝管多为 5 毫升，一般体检按照项目的不同会抽取 3~6 管，最多合计 30 毫升，仅为体内血液含量的 1%，不会对身体造成危害，所以请大家不必过分担心。另一方面，检验科会按照检查方法及检测性质的不同将项目分到不同的仪器上开展检测，已经最大程度地合并了同类型抗凝管，以达到最小化抗凝管数量的目的。

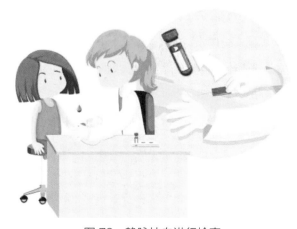

图 79　静脉抽血进行检查

问题 5：抽血检查哪些项目需要空腹？

血液检查需要空腹的项目有肝功能、肾功能、血糖、血脂等检查，空腹是为了保证血液样本不会出现因外来进食引起的外源性假性增高。另一方面，很多检验项目采用的是比色法，通俗而言，通过变色的化学反应有无及多少对项目进行定性及定量的检测。由于高脂引起的浑浊血清（脂血）会严重影响以上比色方法，造成结果的不准确，因此，我们建议空腹抽血。

问题 6：抽血检查前能吃药吗？

部分体检者有长期服药或服食保健品的要求，但有些药物或保健品会遮掩疾病表现，所以我们不建议体检前用药。高血压、心脏病、糖尿病受检者请随身携带常备药品，空腹项目结束后按常规剂量服用，因病情紧急须使用的抢救药物除外。如因特殊疾病需要长期服药不能间断者，按日常用量计划服用，但在体检时应主动告知医师药物名称和服用剂量，以便医生能够正确判断体检结果。

问题 7：常规体检血液检查做哪些项目？

血液检查项目纷繁复杂，作为体检筛查会选取以下几方面进行人群健康检测。

（1）血常规检查：血常规检查是血液检查里最基本的一项检查，是对参与人体活动最主要的三类细胞：红细胞、白细胞、血小板的各项参数进行检查。反映人体内是否发生贫血、感染、出血及血液病的初步筛查。

（2）生化类检查：生化检查包含肝功能、肾功能、血糖、血脂、心肌酶谱以及电解质等项目。生化检查的目的是对我们人体内的微环境进行检测，按照不同系统的功能指标反映健康状况。

（3）免疫类检查：中国是一个肝炎大国，平均13人里就有一人感染肝炎病毒，其中又以乙型肝炎病毒最为常见。所以，乙肝两对半检查也逐步迈入体检套餐的行列。因为涉及隐私，结果仅会告知本人，请担心隐私的患者放心检查。

（4）肿瘤标志物筛查：癌症是造成患者负担最重的疾病，所以体检最主要的就是针对重大疾病的筛查和预防，所以大部分套餐会针对不同人群设计不同侧重的肿瘤标志物套餐。但是，很多肿瘤标志物都是广谱的，还是要配合其他检查共同判断。若有轻度升高的患者，也不必过分紧张，携带检查结果及时就医即可。

（5）甲状腺功能检查：检查项目包括血清游离甲状腺素（FT4）、三碘甲状原氨酸（FT3）、血清总甲状腺素（TT3）、血清总三碘甲状原氨酸（TT3）、促甲状腺素（TSH）。这些检查项目可以检测人体甲状腺分泌激素的状况及含量，结合临床表现判断身体的基础状况，并对甲状腺疾病如甲状腺功能亢进、甲状腺功能减退等进行诊断。

（彭珊珊）

胃镜检查详细攻略

　　随着经济的发展，生活节奏的加快，饮食不规律，经常食用高油高盐的食物，越来越多的年轻人患上了各种"胃病"，出现上腹痛，饭后胀痛、反酸、嗳气等消化症状。因为症状的反复出现，免不了要上医院消化科求医，甚至还需要进一步胃镜检查。胃镜检查是目前发现上消化道肿瘤及早期癌前病变非常简便、安全、有效的方法。对于胃肠镜检查，大家都会有很多疑问，下面给大家科普一下胃镜检查的相关知识。

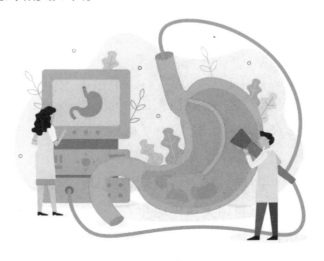

图 80　胃镜检查

什么是胃镜？

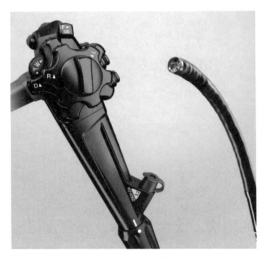

图81　内窥镜

胃镜检查是由医生检查上消化道（包括食管、胃和十二指肠）的一种检查，这种检查有时被称为内窥镜检查。内窥镜的镜身是一种纤细而柔软的管子，它大约和小手指一样粗，可以通过口腔进入食管，向下到达胃和十二指肠。内窥镜的尖端包含一个摄像灯和一个摄像头，这样医生可以直接观察食管、胃和十二指肠的病变，尤其是微小的病变。内窥镜也有一个侧通道，各种仪器可以通过。医生可以通过这个管道进行组织活检、止血、取异物等操作。

很多人把疾病拖到很严重甚至晚期才迫不得已去做胃镜，是因为对胃镜检查认识不足，加之恐惧而一拖再拖。其实，经过深入地认识和充分的准备，大可从容面对，达到轻松地完善这项检查。

胃镜检查前准备

在胃镜检查前禁食。内镜检查前，通常需要停止进食固体食物8小时，停止喝水4小时。这是为了确保你的胃在检查过程中是空的，能够把消化道黏膜看得清清楚楚。

停止服用某些药物。长期口服阿司匹林、氯吡格雷、华法林等抗凝药物的患者，需与相关科室医生充分沟通，必要时在医生检查前停药一周，防止发生消化道大出血。

调整用药。比如，高血压患者检查当日早晨可用一小口水送服降压药物，糖尿病患者检查当日早晨应暂停降糖药或胰岛素。

检查时携带以往的就诊病历和检查结果以便医生参考。

注意调整好心情，避免过度紧张，检查中听从医生嘱咐，如有不适，难以配合要立即告知医生。

选择无痛胃镜如果年纪较大的患者还需要完善心电图等检查，以评估患者能否耐受静脉麻醉和胃镜检查。

胃镜检查过程包括哪些内容？

在胃镜检查之前，你会先服用局部麻醉的药物，喉咙会被麻醉，减少呕吐反应。任何可拆卸的假牙都需要在检查前取出。

胃镜检查一般持续 5~10 分钟。你通常会向左侧卧，一个保护环放在你的牙齿之间，这样你的嘴就会张开，不会咬到胃镜。进镜时你必须咽部放松，做吞咽动作，这样胃镜才能进入你的食管，然后它被慢慢地推入你的胃，向下到你的十二指肠降段。

使用视频图像，医生可以检查你的食管和胃黏膜，寻找红肿、炎症或肿块。在屏幕上还可以看到出血、静脉曲张、异常狭窄的通道和胃溃疡等病灶，并且记录到电脑上。如有必要，将采集组织样

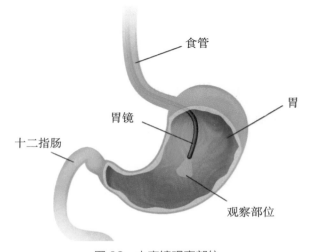

图 82　内窥镜观察部位

本做病理检测，明确病灶性质。出血、异物、异常狭窄和某些疾病可以在操作中直接治疗。

胃镜对咽喉部的刺激，可引起恶心、干呕以及呛咳等反应，这时候就要尽量放松，深呼吸，尽量减少恶心、干呕，因为干呕会影响观察，气体呕出还要重新注气，增加检查时间。当然，如果检查过程中感到极度紧张或者呕吐反应太大，难以配合，不能有效完成普通胃镜检查，可以考虑无痛胃镜检查。

胃镜检查后注意事项

胃镜检查完成后，患者将被转移到恢复室，大多数人休息半小时左右可以回家了。如果是无痛胃镜，因为使用了镇静剂，可能需要更长的时间才能回家。

检查后由于咽部麻醉作用未消失，最好不要马上进食水，以免引起呛咳，仍需禁食、禁水两小时。

检查后咽部可能会有疼痛及异物感或出现声音嘶哑，一般几个小时内就会消失。

结合身体情况适当休息，不宜做剧烈运动。

无痛胃镜的患者术后24小时内不能驾车、精细作业，以防意外。

胃镜检查的并发症和风险主要包括出血、穿孔、感染、咽喉损伤等，但常规检查发生概率都非常低，而且可以通过充分的术前准备和谨慎操作尽量避免。检查后如果出现发热、剧烈腹痛、呕血、黑便等，需及时到医院就诊。

（黄家鑫　孙旭）

肠镜检查，远离肠癌

结肠癌是消化道最常见的肿瘤之一，而且近年来发病率逐年上升。超过 90% 的肠癌，是由结直肠息肉慢慢发展而来，从息肉到变成肠癌，一般需要 5~15 年时间不等，这期间如果定期行肠镜检查，可以在一定程度上避免结直肠癌的发生。

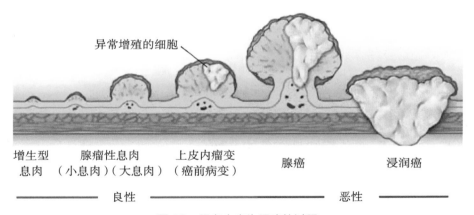

图 83　肠息肉变为肠癌的过程

然而，目前很多人还是谈"肠镜"而色变，一听说要做肠镜检查，头摇得如拨浪鼓一样，害怕喝泻药难受，担心检查很疼和检查时的尴尬。其实，结肠镜诊治过程中虽然会有些腹胀不适或轻微疼痛，大多数人都可以耐受。实在难以耐受也可以完善评估后行无痛肠镜检查。既然肠镜如此重要，那要如何准备呢？

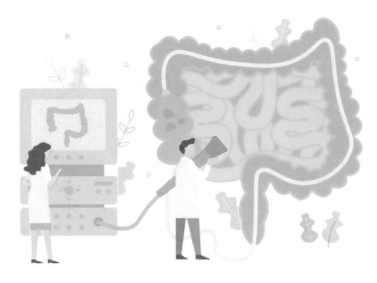

图 84　肠镜检查

检查前的准备

（1）饮食注意：前两天起避免进食纤维含量高的食物，比如火龙果、猕猴桃等带籽水果、蔬菜（芹菜、韭菜等）及全麦类食物（包括糯米、黑米、麦片等），以及海藻类（海带），宜选择低渣膳食。检查前一日晚餐选择清流质（米汤、豆浆、藕粉、果汁、蔬菜汁等），避免深颜色特别是红色的食物。

（2）调整用药：如果服用阿司匹林等抗凝药，根据病情必要时停一周，以防消化道出血。高血压患者检查当日早晨仍须服用降压药物，糖尿病患者因为检查前空腹时间长，防止低血糖发生，早晨应暂停降糖药或胰岛素。

（3）肠道准备：结肠和直肠必须是空的和干净的，这样医生才能在检查时看清整个肠壁，这就需要把肠子洗干净，也就是"肠道准备"。这个过程需要喝大量的泻药溶液，应根据医嘱指导服用。其间可能出现腹胀、腹痛及恶心、呕吐等不良反应，症状轻微者适当减慢服药速度，适当走动，症状即可缓解。检查前观察最后一次大便性状，当大便呈清水样，或者淡黄色粪水，没有粪渣就可以做肠镜了。

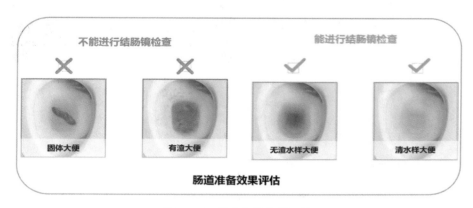

图 85　肠道准备的效果评估

肠镜检查过程

整个检查过程大约会持续 10~15 分钟，开始前，患者需要摆左侧卧体位，双腿弯曲。肠镜进入到直肠后由医生操作肠镜，逐渐进镜，直至到达回盲部。操作过程中给肠内注入空气，以便更容易看到肠壁并进行检查。由于气体积聚于大肠内，以及操作过程中对结肠的牵拉，部分患者可能会有腹痛、腹胀等不适，缓慢地深呼吸，这有助于放松腹部肌肉，减少不适感。

到达回盲部后，不适感会明显缓解。当结肠镜慢慢退出时，医生会仔细观察结肠和直肠的内壁。如果发现一个小息肉，可能会切除，然后送病理检测。如果看到更大的息肉或肿瘤，或任何其他异常，医生也会通过活检取一小部分送病理化验，看看它是恶性，还是良性。

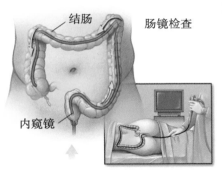
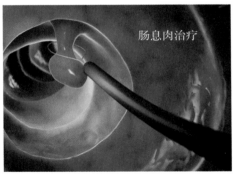

图 86　肠镜检查及治疗

检查结束后注意事项

检查结束后大多数人在休息半小时左右就可以回家了。如果是无痛肠镜，因为使用了麻醉药，需要完全清醒，血压、脉搏稳定，才能准备好回家。还要注意之后的 24 小时内，不要开车、操作机器、作重要决定或签署文件。此外，因为检查过程中，空气被泵入结肠和直肠内，你可能会感到腹胀，轻微腹痛，待气体逐渐吸收和经肛门排出后，症状就会明显改善。

拿到肠镜报告后，就可以去门诊进一步诊治了，如果做了病理活检，结果还要等一周左右。这时就可以根据检查结果决定治疗方案了，如果未见异常，医生会根据病史予对症治疗或考虑其他肠道以外的疾病；如果发现结直肠腺瘤，还需要内镜下治疗；如果是恶性疾病，那就需要进一步微创或者外科手术治疗。

其他常见问题

问：什么情况下需要做肠镜?

（1）原因不明的下消化道出血；

（2）存在下消化道症状者，如腹痛、腹泻、便秘、黏液便或脓血便等；

（3）影像学检查发现结肠可疑病变不能定性的，需进一步确诊者；

（4）高危人群：结直肠癌术后或息肉切除术后需要定期复查、45岁以上者、有结直肠息肉或结肠癌家族史者、健康体检要求等。

问：能否用 CT 代替肠镜检查？

肠镜能清楚地看到肠黏膜表面结构、色泽，比如发红、炎症、溃疡、息肉、早癌等都可以看得一清二楚，能看到很多 CT 发现不了的疾病，尤其是微小病灶，是结直肠检查的有效补充。

问：做无痛肠镜麻醉会使我记忆力下降，"变笨"吗？

无痛肠镜的麻醉是用镇静药物，让患者迅速入睡，在短暂的检查过后又快速清醒过来。所使用的剂量，是麻醉医生根据患者的体重、身体素质等要素来决定，药物代谢很快，不会造成蓄积，也不会带来后遗症，对智商没有任何影响。

问：做一次肠镜，能管几年健康？

一般来说，肠镜检查结果显示正常的，五年之内都不用再做第二次检查。但是如果有肠息肉，癌前病变，或者出现须警惕的腹部症状，应及时就诊，根据病情决定何时再次肠镜检查。

（黄家鑫　孙旭）

X 线、CT、MR、PET，这么多放射科 影像学检查项目，应该如何选择?

健康体检时放射影像检查是必不可少的项目，王女士看到这么多放射科检查项目，就有点担心，放射线对身体是否有什么不良影响？是否可以全部选择不含放射线的项目呢？每种检查各有什么优缺点？做检查前有什么注意事项吗？

常规体检套餐里有很多品种，有 X 线（平片）、CT 和磁共振（MR），有什么区别呢？都有辐射吗？应该选择做哪个？

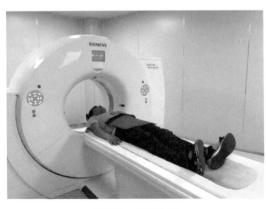

图 87　CT 检查

X 线　就是大众口中的"拍片子"，以胸片最为常见，其次就是骨头和关节片多见。

在体检项目中，钼靶是针对女性乳腺的 X 线检查，特点是可以检测出医生触摸不到的乳腺肿块，尤其对乳腺钙化的诊断远高于超声及其他影像学检查。

虽然 X 线检查是有辐射的，但是辐射剂量非常小，比如拍一张胸片，大致相当于一天吸一包烟带来的辐射，所以不必过分担心辐射剂量。

CT　CT 检查可是体检项目的重要组成部分，尤其在新冠疫情后，肺 CT 检查的需求量更是大幅增加。低剂量 CT 筛查是十分理想的胸部体检项目，剂量低，关键对于细小病灶的检出率比胸片要高很多，因此针对中老年人群和既往有肺结节人群尤其适合。

磁共振（MR）　虽然磁共振机器和 CT 机看上去长得非常相像，但是检查原理可一点都不相同。磁共振检查是通过外加磁场对人体组织进行拍摄成像的检查方法，也就是说这个检查是在强磁场环境下进行的，磁场是保护罩，同时也是成像的基础，因为是磁场，所以不存在辐射问题。如果有人问磁共振辐射是多少，你可以告诉他：磁共振辐射是不存在的。

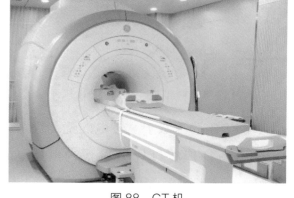

图 88　CT 机

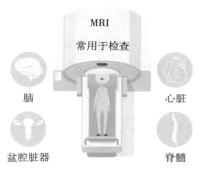

图 89　磁共振

也因为是磁场，所以检查时噪声是不可避免的，整个检查过程中磁场强度会不断变化，磁场变化会产生很大的噪声，音量可达 82~118 分贝。

另外，磁场也会影响体表温度，可能升高 1 摄氏度左右，因此会感觉到热。如果碰到这种情况，不用担心，保持冷静，如果无法忍受可以及时呼叫医生。

有些高端体检把 PET-CT/MR 作为体检项目，我是否应该选择？

PET（正电子发射断层扫描）是一种出色的功能显像技术。我们所说的 PET 通常是指 ^{18}F-FDG PET 显像，它的基本原理其实非常简单。我们都知道葡萄糖是人体最重要的能量来源之一，恶性病变由于代谢或增殖较快，常常需要更大量的葡萄糖供能。那我们如何显示富集在病变部位的葡萄糖呢？我们只需要在葡萄糖分子上"绑定"一个放射性元素，再通过体外设备对其进行扫描就可以啦，就好像拍照一样。

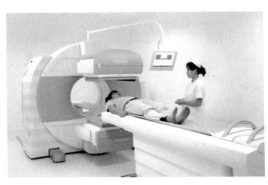

图90　PET-CT 检查仪器

而 ^{18}F-FDG 就类似于"带电的葡萄糖"，我们只需要通过静脉注射少量的 ^{18}F-FDG 就可以"点亮黑白世界里的病变"。如果将 PET（功能显像）和 CT 或者 MRI（结构成像）图像融合到一起，就可以起到 1+1 > 2 的诊断效果，有助于显示隐匿的恶性病变，也增加了医生判断病变良恶性的把握。而且一次扫描可以实现全身显像，尤其适用于判断病变累及范围，可以让我们更全面地评估疾病的进展。

然而 PET 要使用到放射性元素，难免会让人心生恐惧。"哇，放射性，真是太恐怖了！"然而不要怕，让我们先来科普一下，目前国际上衡量人体所受辐射大小使用的是有效剂量的概念，其常用计量单位为毫希沃特（mSv）。让我们来看一些具体数据：地球上人们每年受到的本底辐射平均值约为 2.4mSv。距离地表一万米的高空飞行两小时接受的剂量约为 0.012mSv；每天吸烟 20 支（烟草中含有钋-210等放射性核素），一年受到的剂量约为0.5mSv。联合国原子辐射影响科学委员会报告指出：胸部X线（我们体检做的"胸片"）有效剂量约为0.08mSv，胸部及腹部CT平扫分别为6.4mSv

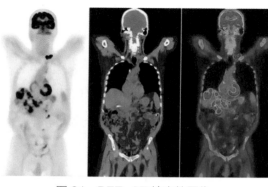

图91　PET-CT检查的图像

和11mSv。而 ^{18}F-FDG PET/CT（包括 ^{18}F-FDG 显像剂及 CT 扫描部分）约为 15.9mSv，与胸部加腹部 CT 平扫相仿。因此，大可不必感到害怕。

PET 有其显而易见的优点，就是灵敏度高、特异性高，而且是全身显像。那么是不是有必要在体检的时候也做一下呢？

首先，目前 PET 检查基本都应用于临床，其中 85% 都用于检查肿瘤，尤其是全身肿瘤诊断、疗效评价、复发和转移监测，此外也常应用于神经系统和心血管疾病的检查；其次，一次检查所需的时间较长，因此对于检查者要求有一定的耐受力。最后，PET 检查费用价格不菲，因此在体检套餐中并不作为常规检查项目推荐。

但是如果有以下情况的肿瘤高危人群，并且经济条件允许的话，不妨考虑做一做 PET。这部分人群包括①老年人群：50 岁以上的"准老年人"及 60 岁以上的老年人；②接触致癌物质的人群：如放射线工作者、石棉工人、铀矿及反应堆工作人员等；③遗传因素造成的高危人群：有遗传基因和患肿瘤家族史的人；④肿瘤指标升高的人群：在相关肿瘤检查或体检中，肿瘤指标超高的人员；或是在治疗过程中及经过治疗后，肿瘤指标异常升高的肿瘤患者。

做放射检查前，我需要注意什么？检查时要做哪些准备？

（1）在体检开始前，一般都会有一份检前告知，工作人员也会询问是否怀孕，近期是否有备孕计划，放射科项目是否可以检查等等。如果还有疑问，可以当场询问工作人员。

（2）在放射科检查诊室外，一般都会张贴检前告知，在等待期间，可以详细看看告知。如有禁忌或者不宜检查的项目，可以及时和放射科工作人员沟通。

（3）检查时，要按照技师的要求，取掉上身所有金属的东西，女性提前脱掉内衣，尤其是有钢圈的内衣。这是为了达到最理想的检查效果而要求的，因为所有不该出现的异物都会在一定程度上遮挡检查部位的影像，导致误诊或漏诊的可能。

（4）在平常检查过程中，技师都会给患者提供腺体和生殖区的遮蔽铅衣，进行保护，因此可以放心进行检查。

（5）磁共振检查因为是磁场，我们要多说几句：首先进入磁场前要去除身上所有可移除的金属物质，包括内衣和饰品（发卡、项链、指环、耳环、假发等），因为活动性金属，比如硬币、钥匙、活动性假牙等在磁场里面都会飞！场强越高越危险！其次检查前应将手机、手表、电子产品、磁卡、银行卡等物品放在规定地点，禁止带入检查室内，以免物品会消磁。最后，如果身体内有金属植入物（例如动脉瘤夹子、心脏植入式电子设备、宫内节育器、血管支架、人工心脏瓣膜和瓣膜成形环、牙科植入物、骨科植入物等），自己又不能明确是否可以进行磁共振检查，最好当场询问放射科检查人员。如果是年代久远的植入物，可能需要和主刀医生确认，没有问题后才可以进行磁共振检查。

（6）我们常规的 CT 体检项目中一般不会用到造影剂，通俗称为 CT 平扫。但是有时为了看得更清楚，帮助诊断，也需要用到造影剂，称为增强 CT。造影剂会存在因个体差异出现的过敏反应，而且这种过敏反应以目前的技术是无法预知的。因此在需要造影剂检查前，必须将身体状况如实告知医生，并告知医生过敏史和既往是否做过其他增强检查的情况。充分考虑到风险后，再决定是否必须要做使用造影剂的检查。

（7）做 ^{18}F–FDG PET 检查有比较特殊的注意事项：检查前提前禁食 6 小时，可少量饮水（矿泉水、纯净水或白开水）；血糖必须控制在 11.1 毫摩尔 / 升以下，尽量控制在 8 毫摩尔 / 升以下；如正在接受相关疾病药物治疗的患者，请告知医生。在检查结束后要多饮水，这样可以有助于更快清除体内残留的微量显像剂。当然如果不能确定的话，可以带上所有病史资料和检查报告单与医生充分沟通后决定。其他的准备，就根据进行 PET–CT 或 PET–MRI 检查需求，同前述 CT 和 MRI 的检查准备。

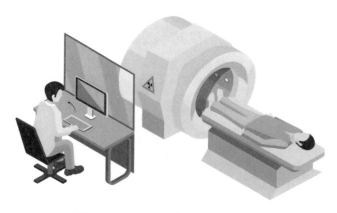

图 92　PET–CT 或 PET–MRI 检查

（蒋琳）

健康体检 B 超检查前有哪些注意事项?

老赵的儿子特别孝顺，给他们老夫妻俩预订了健康体检，体检项目里有腹部 B 超：肝、胆囊、胰腺、脾脏和双侧肾脏。体检中心发来的通知里提醒老赵夫妻俩体检前一晚 10 点后、当天早晨空腹，禁食禁水。但是老赵夫妻俩几十年来有个习惯，每天早上 6 点起床后要喝一大杯温开水。让他们晨起不要喝水，他们一下子真不适应。

关于 B 超，老赵有很多疑问。

腹部超声体检前为什么要空腹？

超声波非常害怕气体，但是特别喜欢液体。脏器受到气体的影响，医生就像雾里看花，看不清楚病灶，很容易出现漏诊、误诊等情况。所以在接受超声检查前保持空腹，可以能方便医生观察。在保持空腹的前提下，千万注意前一天的饮食，不要有牛奶、豆浆等胀气食物。对于腹部超声检查而言，如果检查的部位是胃肠道、肝脏、胆囊、胰腺、脾脏和腹腔大血管等，需要提前一天禁食禁水。如果检查的部位是肾脏、输尿管、膀胱、前列腺或经腹的女性妇科超声检查，是不需要空腹的，反而需要大量饮水后憋尿，再进行超声检查。

空腹是什么都不吃吗？老赵晨起喝了几十年白开水，不吃早饭还行，一下子不喝水可真不习惯，他拐弯抹角地想知道能不能喝白开水

空腹就是空着肚子，在检查前最好八个小时内都不要进食，也不要喝水，清晨空腹检查效果最为突出。实在不适应的话，可少量饮用白开水。

有些患者存在疑惑，如果自己是下午才接受腹部胆囊等超声检查，那么也要保持什么东西都不吃，什么水都不喝吗？

其实如果是下午才接受腹部超声检查，可以适当地喝一些白开水，但对于牛奶、豆浆等容易产生胀气的饮料要避免摄入。还有一些比如胆碱能类药物、肾上腺素能类药物等会造成胆囊收缩，这些药物在检查前最好停止服用。有低血糖情况的患者可以在检查时服用一些低脂糖果，让检查顺利进行。

如果所要检查的项目诸多，有什么优先次序吗？

由于气体、钡、碘等造影剂会对超声检查图像质量造成影响，腹部超声检查可以优先检查，最好排在胃肠镜检查、消化道钡餐、胆道及肾盂造影检查之前进行。

现在大家穿衣风格多样，老赵夫人特别时髦，平时喜欢穿连衣裙，体检的时候能穿吗？

体检时可以穿着宽松的运动服，方便穿脱。千万不要穿连衣裙，最好也不要佩戴饰品。做 B 超检查时应听从医生的指挥，裸露整个检查区域，皮肤应保持清洁。

老赵偷偷地告诉我一个秘密，他去年发作过胰腺炎，当时做过胰腺的 CT 检查，发现胰腺有个囊肿。这次体检，他想考考医生，不告诉医生这个情况，看看医生的水平高不高，能不能发现这个问题？

这种做法不妥。医生和患者共同的敌人是病魔，大家应该携手尽早发现问题，明确诊断，尽快康复。患者应携带病史及其他有关检查报告，主动告知医生。这样有助于医生和既往病情进行对比，作出准确的判断。

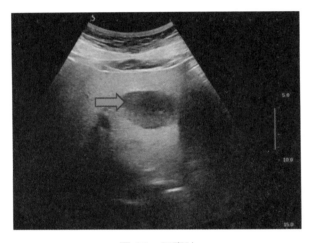

图 93　肝囊肿

（冷海燕）

如何正确解读体检报告?

做完体检后拿到一叠厚厚的报告,有人满不在意放在一边不管它,有人仔细认真阅读,看到异常值忧心忡忡,也有人说看不懂。那么应该如何看体检报告呢? 小张带着问题走进了张医师的办公室。

小张:医生,我们单位每年都做体检,我觉得自己 30 岁,还年轻,肯定没问题,所以前两年都放弃了。今年经过了疫情,体会到了健康的重要性,认认真真做了体检,可是拿到体检报告,我看不太懂,你能给我讲讲怎么看自己的体检报告吗? 谢谢!

医生:好的。我们就来聊一聊体检报告应该怎样解读。

首先我们健康体检的目的就是通过医学手段和方法对体检人员进行身体检查,了解其健康状况,早期发现疾病线索及健康隐患,及时诊断,早期干预,提高生命质量。

一份完整的体检报告包括五部分:一般情况(包括既往疾病史)、主检报告、各项检验、检查报告和有特色的专项检查报告。解读体检报告,首先就是要认真阅读主检报告。

小张:医生,什么是主检报告? 在体检报告的哪一部分?

医生:主检报告,主要是指体检异常结果以及针对性的健康管理指导建议,一般在报告第一部分,是我们体检报告的灵魂。它是我们根据问卷调查、专业科室体检、实验室检验、影像学诊断及其他仪器设备检查结果，对阳性发现（或异常结果）运用临床医学和健康管理知识，进行综合分析、概括、总结，最终有针对性地对体检人员当前状况以及疾病风险出具个体化体检结论、健康评估和健康建议。它是对当次体检结果的系统梳理和分析归纳，是为体检人员制定和实施个体化、精准化健康管理方案的重要依据。

小张：怎样才能读懂主检报告呢?

医生：主检报告是医疗文书，通常按照体检异常结果的轻重缓急顺序排列，排在前面的部分，往往是体检异常结果需要紧急处理或进一步专科检查。

如果在体检过程中发现需要立即紧急处理的危急情况，如：有症状的血压不稳定（血压过高或过低）、心电图显示有严重心律失常、心肌缺血甚至心肌梗死可能、严重低血糖、大量气胸、急性胸腹痛等情况发生时，体检中心人员会马上终止体检，启动应急预案，引导体检人员至急诊或相应科室紧急处理。上述情况的发生及相关科室的处理和后期的进一步检查及健康指导建议，往往放在主检报告的最前面。

接下来是重大阳性结果，疑似和（或）新发现高危结果：如某一器官的占位（可疑癌?）、血报告中的肿瘤标志物异常升高等。主检医师会建议体检人员到相应专科进一步检查，早确诊、早治疗。

随后是已确诊的慢性疾病：如高血压、糖尿病、冠心病等其他阳性结果；如脂肪肝、退行性变等容易导致疾病的危险因素；功能性检测和基因检测等发现的各类潜在风险因素。

很多体检人员是在没有任何不适的情况下，通过体检发现系统或器官出现异常，需要进一步地医疗诊断甚至手术干预。所以解读体检报告，尤其需要关注在体检过程中发现的与重大疾病防治相关的重要异常结果，也就是报告的前几条结果及建议。如果这些结果能够得到及时、规范的处置，早发现、早诊断并采取适当的干预治疗措施，可有效提高重大疾病的诊疗效果，甚至挽救体检人员的生命。

小张：哦，谢谢医生！我知道了。拿到体检报告，我要认真阅读主检医生的总结和建议，遵照医嘱就诊治疗，或者随访。

你看，我这次的胸部 CT 片说有实性结节，还有我的肿瘤指标 AFP 值为 7.9，也有点高，我上网查了肝癌就是 AFP 升高的。我是不是得了肺癌、肝癌啊？看到这个报告，我连着好几个晚上没睡好。

医生：这就是我们看完主检报告后的第二部分：各项检验检查报告。它紧跟在主检报告后面，是临床检查报告、实验室检验报告、功能影像检查报告的汇总。针对你的检验检查报告，咱们先说一说肺结节问题。

很多人"谈结节色变"，认为结节就是癌，这是错误的。肿瘤包括良性及恶性两种，恶性才是我们通常所说的癌症。恶性肿瘤明确诊断的金标准就是组织病理结果。所以我们体检通常发现的大部分可疑异常结果，都需要专科门诊进一步检查确诊。

肺部结节是指肺内直径 ≤ 3 厘米的类圆形或不规则形病灶，影像学表现为密度增高的阴影。随着影像学发展及电子 AI 技术的进步，现在小到 2~3 毫米的微小结节都可以通过影像检查辨识出来，所以肺结节的检出率很高。肺部结节可分为实性结节、部分实性结节和磨玻璃密度结节三种，其中 96.4% 的结节是良性，可以随访观察，只有不到 5% 的肺结节通过医生结合病史、临床症状、实验室检验、影像学检查及术后病理确诊为肺癌。高度怀疑肺癌的高危因素包括：年龄 ≥ 40 岁；吸烟史 >400 支（>20 支 / 日，>20 年）；结节直径大及边缘毛刺改变，粉尘接触史等。

你的肺 CT 报告：肺结节实性，直径 3~4 毫米，界清，纵隔内未见异常淋巴结。这是良性微小结节的影像学表现，只需年检随诊即可。

与肺结节同样备受关注的是甲状腺结节和女性的乳腺结节。这两种结节报告都有 RADS 分类: 1 类正常; 2 类良性病变, 基本排除恶性, 两类都是每年体检观察有无变化; 3 类无可疑超声表现, 考虑为良性, 不需要特殊处理, 3~6 个月定期复查; 4 类可疑恶性病变, 可穿刺结合病理确诊; 5 类高度怀疑恶性, 建议手术病理检查确诊; 6 类病理学检查确定为恶性。你的甲状腺结节 TI-RADS 2 类, 良性, 明年体检随诊即可。

小张: 噢, 这样就放心了, 那么 AFP 增高, 要怀疑肝癌吗?

医生: 现在我们再谈一谈 AFP 等肿瘤标志物问题。肿瘤标志物不是肿瘤细胞, 而是肿瘤细胞合成、释放, 或者人体对肿瘤细胞反应产生的一类物质。它不仅存在于恶性肿瘤中, 也存在于良性肿瘤、胚胎组织及部分正常组织中。所以有的良性疾病如炎症、风湿、妊娠状态等也会肿瘤标志物升高。另外吸烟、饮酒等刺激可以导致肿瘤标志物轻度升高。但有的恶性肿瘤却从始至终肿瘤标志物都在正常范围; 有的则早期正常, 病情发展后才升高。所以尽管肿瘤标志物是早期发现肿瘤的一种检测手段, 但不是诊断的金标准, 必须结合超声、CT、内镜等其他检查才能确诊。

你检测了 CEA、AFP、CA724、CY211 四种肿瘤标志物, 其中甲胎蛋白 (AFP) 值 7.9, 正常值是 0~7.29, 轻度升高, 其他都在正常范围。你有吸烟饮酒习惯, 超声显示脂肪肝, 所以我们暂不考虑肝癌。首先考虑吸烟饮酒影响, 建议你戒烟酒, 适当运动, 治疗脂肪肝。后期可以动态观察 AFP 指标: 三个月后复查, 如果降至正常, 或没有变化, 可以排除恶性肿瘤; 如果进行性升高, 需要复查超声或者进一步 CT、病理检查有无恶性肿瘤。

体检检查的肿瘤标志物还包括: CA19-9 (常见于胰腺、胃肠道、肝胆肿瘤)、CA15-3 (常见于乳腺、肺、卵巢、肝脏肿瘤)、CA242 (常见于结直肠、胰腺、卵巢肿瘤)、CA72-4 (常见于胃、卵巢、胰腺、乳腺肿瘤)、CA125 (常见于卵巢、子宫、胰腺、肝脏、肺部肿瘤)、

CA50（常见于胰腺、乳腺、肺、胃肠道和肝胆肿瘤）等等。由此可见，一种肿瘤标志物与多个器官发生肿瘤有关，一种肿瘤也可能有多种肿瘤标志物升高。所以肿瘤标志物升高≠恶性肿瘤，要看动态变化，结合临床综合评估。

小张：太好了，终于放下心来，晚上可以睡个好觉了。我们解读体检报告还需要注意些什么？

医生：除了注意体检报告中的主检报告、各项检验检查以外，还要关注体检报告的最后一部分：有特色的专项检查报告。例如：亚健康检查报告、基因检测报告等。体检目的就是进行疾病的"三早"预防：早发现、早诊断、早治疗。不仅癌症需要"三早"以提高生存率，慢性病包括高血压、糖尿病、心脑血管疾病及常见疾病，如脂肪肝、贫血、高脂血症、高尿酸血症等同样需要早发现、早期干预，以减少各类并发症、后遗症，防止伤残，提高生存质量。

体检基础检查项目一般都包括血压、血尿粪三大常规、血脂、空腹血糖、肝肾功能等。拿到体检报告，我们要重视这些结果及总检结论，如果有异常，遵照医生的建议进行治疗或者运动，改变生活方式，预防慢性疾病的发生、发展。

小张：通过这次交流，我了解了很多医学常识，谢谢医生！

（唱浩）

亲属得了肺癌，怎么判断自己
患肺癌的风险大不大？

王先生家发生了一件大事，他的父亲确诊了肺癌。父亲手术很顺利，王先生好不容易松了一口气，却又开始焦虑起来。王先生最担心的是他会不会也容易患肺癌？或者虽然现在没有生病，但在不久的将来他会不会患肺癌？风险到底有多高？王先生天天晚上失眠，迫切希望有什么检查可以给他一个说法。

像王先生这种情况，就适合做一个肺癌风险评估。

什么是健康风险评估？

健康危险因素评价是研究致病危险因素和慢性病的发病率及死亡率之间数量依存关系及其规律性的一种技术。通过健康危险评价，有助于临床医生预测患者的健康风险。确定各种危险因素并提前干预，将可能发生的疾病危险降低到最低限度。有很多危险度评估软件可以直接进行评估并获得结果，例如十年内发生动脉粥样硬化性心血管病（ASCVD）风险预测研究（China-PAR）模型、Framingham 心脏风险评估、糖尿病风险评分表、2 型糖尿病的心衰风险评分（TRS-HF）等。

常见的健康危险因素有哪些？

常见的危险因素有：吸烟与饮酒、饮水及膳食状况、情绪、锻炼及睡眠、职业史、生理指标及疾病史、家族史、女性生育因素等。所以戒烟戒酒、健康的饮食与睡眠、适量地锻炼、保持心理健康等健康的生活方式是我们预防疾病的好办法。

肺癌的危险因素有哪些？

肺癌目前已成为对人类健康威胁最大的恶性肿瘤之一，国家癌症中心于 2021 年发布的《中国肺癌筛查与早诊早治指南（2021，北京）》提出肺癌的主要危险因素有：①吸烟；②二手烟暴露；③慢性阻塞性肺疾病史；④石棉、氡、铍、铬、镉、镍、硅、煤烟和煤烟尘暴露；⑤一级亲属肺癌家族史；⑥遗传因素。

王先生是肺癌高风险人群吗？

肺癌高风险人群应符合以下条件之一：①吸烟：吸烟包年数 ≥ 30 包年，包括曾经吸烟包年数 ≥ 30 包年，吸烟包年数 = 一天吸烟多少包（一包 20 支）× 烟龄（年），但戒烟不足 15 年；② 被动吸烟：与吸烟者共同生活或同室工作 ≥ 20 年；③患有慢性阻塞性肺病（COPD）；④有职业暴露史（石棉、氡、铍、铬、镉、镍、硅、煤烟和煤烟尘）至少一年；⑤有一级亲属（指父母、子女及兄弟姐妹）确诊肺癌。

王先生的父亲患肺癌，而且他长期抽烟（每天 3 包 × 15 年 ≥ 30 包年），所以王先生是地地道道的肺癌高风险人群，他的担心是有道理的，确实要引起重视。

王先生需要做什么检查呢？

目前在全球各国所发表的肺癌筛查指南或共识中，均建议在高风险人群中进行肺癌筛查。推荐王先生采用低剂量螺旋CT（LDCT）进行肺癌筛查，不建议采用胸部X线检查进行肺癌筛查。与X线检查相比，LDCT可明显增加Ⅰ期肺癌检出率，同时降低肺癌相关的死亡率。

王先生第二天就去体检中心做了个全身体检，其中包括肺CT检查。拿到体检报告后他又开始紧张了，肺CT报告发现了一个7mm的实性结节，接下来该怎么办？

王先生肺CT检出的实性结节平均直径≥6.0毫米，且<15.0毫米，经影像科医师读片后认为没有明确恶性特征，建议三个月后再复查。三个月后王先生的肺结节没有变化，建议王先生进入下年度筛查。

王先生长舒了一口气后想知道，有没有什么检查可以进一步帮助他了解肺结节的恶性概率？

有很多危险度评估软件，比如基于CT的孤立性肺结节恶性概率预测（Mayo model）、基于CT影像下的肺结节恶性概率（Brock恶性风险模型）、LCBP肺癌预测模型等。

例如Mayo模型，只需要在医学工具中输入年龄、有无吸烟史、有无胸膜外癌症史、肺结节直径、结节边缘是否有毛刺、结节是否位于肺上叶，根据这些指标，就会直接计算风险等级，不必进行复杂的手工计算。

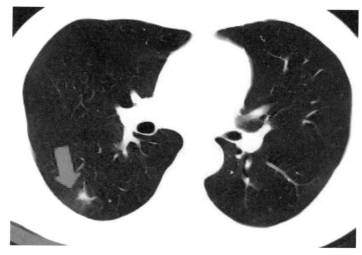

图 94　肺结节（箭头所指）

　　王先生又抓着医生问，除了检查之外，他能做些什么来减少患病的风险？

　　肺癌的保护因素包括合理的体育锻炼、新鲜蔬菜和水果摄入。同时建议王先生戒烟戒酒，保持健康的生活方式。

　　王先生戒掉吸了多年的烟，终于可以睡个安稳觉了！

（冷海燕）

体检后发现有多种慢性病，应该如何进行健康管理与随访？

朋友赵先生，今年55岁，因为自我感觉良好，多年没有参加单位组织的体检了。今年参加了健康体检，拿到体检报告后一脸愁容，有这么多高高低低的箭头，体检报告中提示有甲状腺结节、肺结节，有血糖偏高、胆固醇和甘油三酯偏高，有脂肪肝、铁蛋白偏高，建议分别去内分泌科、呼吸科、心血管科、消化科、血液科随访。赵先生很为难，需要同时看这么多科，需要治疗干预吗？需要多久随访一次呢？自己工作这么忙，哪有这么多时间天天跑医院！

拿到体检报告后赵先生先去检后门诊，找到健康管理中心的王医生，咨询了这些问题。

问：王医生，体检报告中有这么多异常，我很担心，建议我去这么多的科室就诊。为什么需要去这么多科室呢？

答：甲状腺结节和血糖异常属于内分泌科，如果甲状腺结节需要开刀就属于普外科，肺结节可以看呼吸科或胸外科，血脂异常属于心血管科，脂肪肝属于消化科，铁蛋白异常属于血液科。现在各个科室专业分工很细，每个科室都有自己的特长。

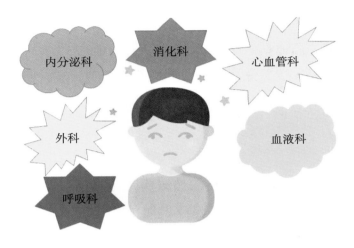

图 95　体检发现有多个异常该去哪个科

问：我需要去这么多科室都跑一圈吗？

答：你可以咨询我们健康管理中心的检后门诊，也就是你现在在看的门诊。我们会对你需要看的科室进行推荐，或者看全科门诊，先把简单的问题解决了，需要专科介入时，再去看专科，例如需要手术只能去看外科。

问：那么我现在需要怎么安排呢？ 甲状腺结节需要开刀吗？

答：不要着急，我们一个个来。甲状腺结节是多发的，而且都很小，<1 厘米，B 超提示 TI-RADS 分级为二级，甲状腺功能也是正常的，所以应该是良性的，每年只要随访 B 超和抽血检查就可以了，现在不需要开刀。

问：肺结节需要开刀吗？ 会是肺癌吗？

答：随着检查技术的发展，现在肺结节的检出率很高，但是95% 以上都是良性的。按照结节的大小分为：<3 毫米称粟粒样结节，<5 毫米称微结节，<10 毫米称肺小结节，>30 毫米称为肿物。你现在肺结节比较小，只有 5 毫米，而且是磨玻璃结节，恶性的可能性很小，每年随访 CT 就可以了，观察结节的变化，暂时不需要开刀。

问：血糖偏高，属于糖尿病吗？需要吃药吗？

答：现在空腹血糖是6.3毫摩尔/升，正常值是3.9~6.1毫摩尔/升，糖尿病的标准是>7毫摩尔/升，现在还不能马上诊断为糖尿病，需要去内分泌科检查一下糖耐量实验，就是空腹服用75克葡萄糖，服糖后的0.5、1、2小时各测一次血糖。如果是正常的，你还不是糖尿病，属于空腹血糖受损，糖尿病前期状态，不需要吃药，但是需要进行饮食、运动干预，防止向糖尿病转化。空腹血糖受损的人群不干预的话，十年内转化为糖尿病的可能性接近50%。而且甘油三酯高的人容易向糖尿病转化，所以血脂也要控制好。血糖最好每半年随访一次，如果越来越增高了，需要去内分泌科进行诊断和治疗。

正常　　　　　　　空腹血糖受损　　　　　　　糖尿病

图96　糖尿病的发展过程

问：胆固醇和甘油三酯都增加，需要看什么科？需要吃药吗？

答：胆固醇和甘油三酯都增高比较明显，胆固醇7.5毫摩尔/升，甘油三酯已经是正常值上限的两倍以上了，但是是否需要吃降脂药，需要结合是否有心血管的其他多个危险因素，去心血管科评估一下，主要根据低密度脂蛋白（LDL）水平，LDL是降脂的目标。每个人LDL的目标值应该是多少，需要个体化评估。超过LDL目标值的需要药物治疗。降脂药的应用是长期的，所以不能仅仅看到血脂超过正常参考值了就马上吃药。甘油三酯两倍升高，原则上以低脂饮食进行控制，暂时不用服降甘油三酯的药物。低脂饮食的同时，控制饮食中糖分摄入，控制酒精摄入也很重要。你现在还有血糖偏高一点、脂肪肝，所以饮食控制、锻炼运动也要跟上，不能光指望药物治疗。如果用药，在降脂治疗同时还要经常随访肝功能。血脂控制好了，对血糖、脂肪肝都有好处。

问：脂肪肝怎么办？需要看消化科吗？

答：现在根据 B 超的结果，肝功能也是正常的，你的脂肪肝属于轻度，不需要药物治疗，控制饮食、多运动、控制血脂，这些都是干预措施，脂肪肝会好转。现在可以不去看消化科。

问：铁蛋白偏高，需要看血液科吗？

答：男性和女性铁蛋白的正常参考值是不同的，男性是 30~400微克/升，女性是13~150微克/升，你现在是520微克/升，属于轻度升高。铁蛋白升高的原因很多，例如各种急性感染、慢性炎症、肿瘤等都会导致升高，你有脂肪肝也会导致铁蛋白升高，先控制血糖、血脂、脂肪肝，以后每年随访就可以了，现在没有必要看血液科。

问：经过医生的分析，我感觉轻松多了，现在先去看看内分泌科和心血管科，先控制血糖血脂，其他就是饮食、运动的调整。那么我应该多久再来体检中心体检呢？

答：根据你的情况，一年一次常规体检就可以了。血脂控制的情况根据心内科的要求，例如吃降脂药后可能需要定期随访肝功能，一般开始是一个月查一次，以后是三个月查一次。不同疾病、不同药物治疗，对于随访的时间要求都是不同的，要个体化决定，所以个体化健康管理很重要。

问：现在我明白了你们为什么要把体检中心这个名称修改为健康管理中心了，因为你们不仅仅是体检，更重要的还要进行长期的健康管理。

答：对，慢性病健康管理是不断运行的循环过程，而且是对饮食、运动、用药等多方面情况的全面管理和随访。每年疾病状况会发生变化，都需要重新进行评估，像你这样多年不体检，是不合适的，以后每年应该来体检和评估。

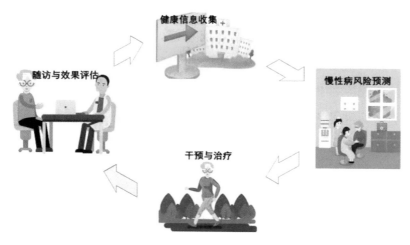

图 97　个体化慢性病管理流程

（王小钦）

健康体检质量控制

　　60 岁的王阿姨，刚做完体检一个多月就发现了乳腺 1.5 厘米的肿块，确诊为乳腺癌，她很疑惑为什么体检时没有被发现呢？为什么会漏诊呢？健康体检很重要，但是体检的质量更重要，如果出现漏诊或者误诊，都会带来不良的影响。从哪些方面可以来保证体检的质量呢？

何为健康体检质量控制？

　　健康体检质量控制是指健康管理（体检）机构为了保证健康体检和服务质量而进行的质量管理活动。主要内容包括：

　　（1）构建质量管理体系；

　　（2）制定质量标准指标、工作制度、岗位职责、工作流程及操作规范；

　　（3）组织全员培训，严格落实执行规章制度，岗位职责、工作流程及操作规范，不断提升相关专业技能水平；

　　（4）制定质量评价考核标准，对健康体检全过程中的主要环节和影响健康体检服务质量的主要因素进行动态监测、评估分析和反馈，提出质量改进措施。

健康管理（体检）机构场地设置的主要质量要求包括哪些？

健康管理（体检）机构合适的场地设置是开展健康体检的物质基础。场地设置的主要质量要求包括：

（1）具有独立的健康体检场所及候检区域，做到医、检分离。

（2）用于健康体检的总面积不少于400平方米，每个检查室面积不少于6平方米。

（3）按功能用途，分别独立设置。

1）咨询与候检区域：空间相对开放，有规范、清晰、醒目的标识导向系统；

2）一般检查区域：完成身高、体重、血压、脉搏、腰围、臀围等检查；

3）临床科室区域：至少包括内科、外科、妇科、眼科、耳鼻咽喉科、口腔科；

4）实验室检查区域：具备血液、体液标本采集和存放功能；

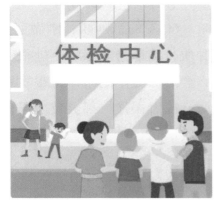

图98　体检中心

5）辅助仪器检查区域：至少包括心电图、超声和放射影像学检查。所有区域须配置完成相应体检项目所需的设备和器械，其中放射影像学检查室必须在工作场所出入口设置电离辐射警示标志。配备医、检双方放射防护器材。

（4）场地设置还须执行国家无障碍设计相关标准，并符合消防、安全保卫、应急疏散等功能要求。

健康管理（体检）机构设备设施的主要质量要求包括哪些？

健康管理（体检）机构必须配备与体检项目相匹配的设备设

施，完好的设备设施是为受检者提供安全、准确地健康体检的必要条件。

（1）常规设备包括：测量尺、身高体重计、血压计、裂隙灯、血细胞分析计数仪、尿液分析检测仪、全自动或半自动生化仪、心电图机、X线光机（DR）、彩色多普勒超声诊断仪等。所用仪器设备要求：

1）应有备案登记；

2）定点放置、专人负责；

3）定期检测，性能完好，处于备用状态；

4）有使用流程及说明；

5）有消毒、维护、维修记录；

6）有设备年检合格记录；

7）仪器设备定期校正。

（2）急救设备：至少配备心电图机、心脏除颤仪、负压吸引器、气管插管设备、供氧设备、抢救车（放置开口器、拉舌钳、简易人工呼吸器、手电筒、血压计、抢救预案、定期检查记录本）及急救药品。急救设备要求：

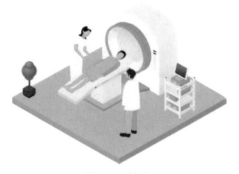

图99　检查

1）性能完好，处于备用状态；

2）抢救车外贴有封条，抢救车内物品齐全，无过期；

3）药品标识规范，账物相符，无过期药品；

4）定期检查有记录。

（3）信息化设备：包括具备信息报送、传输和自动化办公功能的网络计算机等设备。信息化设备要求：能为建立健康体检信息管理系统、个人电子健康档案及信息备份并保存提供支撑。

健康管理（体检）机构人员配置的主要质量要求包括哪些？

优质的医护及医技人员配置是保证健康体检及服务质量的关键。健康管理（体检）机构人员配置要求包括：

（1）参与健康体检工作的医护人员应具有有效的本地执业资格且专业资质与所在科室一致；

（2）医技人员应具有专业技术职务任职资格和具备相应操作设备的上岗证；

（3）每个临床、辅助检查科室至少有一名中级或以上专业技术职务任职资格的执业医师；

（4）至少有两名副高级或以上专业技术职称的执业医师负责审核签署健康体检报告；

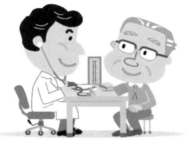

图100　问诊与测量

（5）至少有十名护士，其中至少有五名具有主管护士及以上专业技术职务任职资格。

健康管理（体检）机构体检项目组合的主要质量要求包括哪些？

体检项目是体检报告的主要数据来源，是全面准确地分析评估体检结果的基础，正确、合理地选择组合体检项目，对体检报告的质量控制至关重要。同时，健康体检与一般门诊检查目的不同，它不但要有帮助了解受检者个体健康状况的基本项目，还要包括根据受检者生活习惯、遗传背景等因素，用于筛查主要慢性非传染性疾病等的个性化检查项目。根据健康体检基本项目专家共识，健康体检项目宜采用"1+X"组合模式，即：

（1）"1"为基本（必查）体检项目。

1）健康体检自测问卷，包括：年龄、职业、性别、现有症状、既往史、个人史、家族史以及个人生活方式等；

2）一般检查项目包括：身高、体重、腰围、臀围、血压、脉搏；

3）物理检查包括：内科、外科、眼科、耳鼻咽喉科、口腔科、妇科检查等；

4）实验室检查包括：血常规、尿常规、粪便常规＋隐血、肝功能、肾功能、血脂、血糖、尿酸、宫颈刮片细胞学检查；

5）辅助检查包括：心电图检查、腹部 B 超检查、胸部 X 线正侧位拍片或 CT 检查。

（2）"X"为个性化（专项）体检项目，包括：高血压、冠心病、脑卒中、外周血管病、糖尿病、慢阻肺、慢性肾脏疾病、食管癌、胃癌、直结肠癌、肺癌、乳腺癌、宫颈癌、前列腺癌等风险筛查检查项目。

受检者知情同意权和隐私保护的主要质量要求包括哪些？

健康体检是通过医学手段和方法对受检者进行身体检查的医疗行为，在此诊疗过程中，医护人员应根据体检项目情况，确定告知、知情同意内容，并以合适的方式告知受检者，必要时征得其同意签名。同时，做好受检者隐私保护工作。

（1）告知、知情同意权的主要质量要求包括：

1）乙肝项目检测不可主动推荐，若受检者主动要求检测的，健康管理（体检）机构应与受检者签署知情同意书；

2）对于可能会造成受检者不适的侵入性或有创检查项目，应充分告知，必要时与受检者本人签署知情同意书，予以确认；

3）受检者自动放弃的体检项目应由受检者本人签名确认。

（2）受检者隐私保护的主要质量要求包括：

1）物理检测和辅助检查应做到"一人一诊室"，为异性受检者检查应有两名工作人员在场；

2）对需要暴露受检者躯体的各种检查项目，诊室内应布置遮挡帘等设施；

3）体检报告必须完全密封，并在显著位置注明"本体检报告仅限受检者本人拆阅"字样；

4）乙肝项目检测结果报告应单独封存；

5）体检报告应由本人领取，并签名确认。若为他人领取，由代领者凭有效证件的签名领取报告，并签名确认。对团体受检者体检报告由单位统一领取者，需要在委托合同中注明；

6）对各类需要使用健康体检软件人员，需要设置使用权限。

健康体检报告的主要质量要求包括哪些？

健康体检报告是医生根据受检者体检项目获得的数据信息，经综合分析、评估后出具的具有一定格式的医学文书。它不仅能全面、客观地反映受检者健康状况，也是健康管理和相关疾病诊断、治疗及预防的重要依据。健康体检报告由首页和主检报告两部分组成。

（1）首页的主要质量要求包括：

1）健康管理（体检）机构的名称、地址、联系电话等；

2）受检者姓名、性别、年龄、族别、婚否、身份证号码、学历、职业、工作单位等；

3）健康体检自测问卷发现的健康危险因素；

4）完整、规范的各项健康体检项目检查结果、医师或操作者姓名和实施时间；

5）体检后咨询联络方式。

（2）主检报告的主要质量要求包括：

1）应有体检结论、健康评估及健康建议三部分内容；

2）以《疾病和有关健康问题的国际统计分类（ICD–10）》和《中华健康管理学名词》为标准，客观、准确、完整、规范地书写；

3）体检结论应按照受检者疾病或异常指标对生命健康的危害程度进行排序；

4）应根据个体不同的生活方式，疾病、异常指标的不同程度，给出不同的、个性化的健康干预措施和健康促进指导建议。

（3）其他质量要求包括：

1）体检报告实行二级医师审核，并有主检（终审）医师的签章。主检医师应具有内科或外科副主任医师以上专业技术职务任职资格；

2）健康管理（体检）机构应公示体检报告完成、发放的时间。

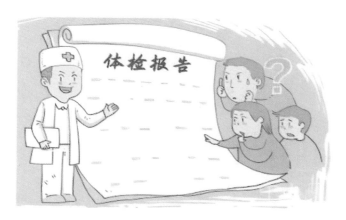

图 101　体检报告解读

健康体检重要异常结果的主要质量要求包括哪些？

健康体检重要异常结果是指在体检中发现的、需要立即复查或进一步诊治的异常检查结果。按其危急程度和干预策略分为 A 类和 B 类。A 类为需要立即进行临床处置，否则将危及生命或导致严重不良后果的异常结果；B 类为需要临床进一步检查以明确诊断和（或）需要治疗的异常结果。重要异常结果的主要质量要求包括：

（1）根据健康体检重要异常结果管理专家共识及开展的健康体检项目，制定 A 类和 B 类重要异常结果标准。

（2）在接收到 A 类重要异常结果后，应即知即告，及时处理；在接收到 B 类重要异常结果后，应尽快告知，并提出处理建议。

（3）应对重要异常结果受检者进行回访，了解诊治情况并做好记录。

（王兵）

处方笺

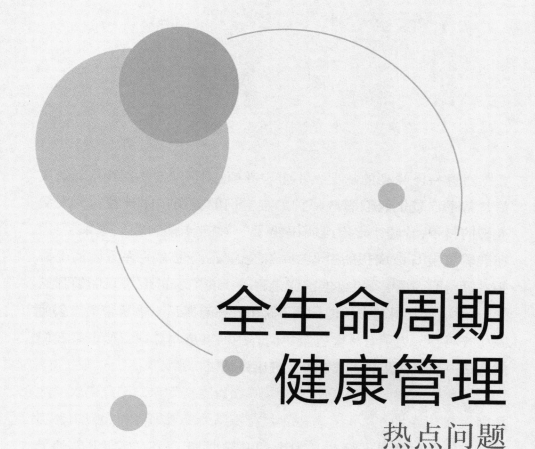

全生命周期
健康管理

热点问题

医师：＿＿＿＿＿＿＿＿＿＿＿

临床名医的心血之作……

婴幼儿、儿童和青少年的健康管理

新手爸妈不要慌，宝宝体检攻略来帮忙

随着一声响亮的啼哭，小宝宝呱呱坠地，家庭多了一个新成员，新手宝爸宝妈们悉心呵护着宝宝们的成长，体验着初为人父人母的喜悦，"哇，宝宝会叫妈妈了！""宝宝能自己站起来了！"在看着宝宝日渐成长的过程中，宝爸宝妈们也有些许焦虑涌上心头："为什么别人家的宝宝都能走路了，我们家的宝宝只能勉强站立？""宝宝长得越来越慢，是不是生长发育落后，需要带宝宝去医院检查吗？"为了解答宝爸宝妈们心中的疑惑与焦虑，接下来我们就来谈一谈婴幼儿的生长发育及健康评估。

婴幼儿时期的特点

婴幼儿时期是儿童生长发育的关键时期，这一时期宝宝的大脑和身体快速发育，总能带给爸爸妈妈们大大的惊喜。婴幼儿的发育里程碑：3 月龄时可以抱直头稳，能笑出声；6 月龄时能独坐，能懂得自己的名字；9 月龄时会爬，会表示欢迎、再见；1 岁时能独走，会有意识地叫爸爸妈妈，穿衣知道配合等。1~3 岁的宝宝，能逐渐学会扔球过肩、跑、双脚离地跳、交替双脚地上下楼，能回应一些简单的指令到复杂的语言指令，会叫爸爸、妈妈、单词、词组到可以表达句子、提问等。宝宝的生长发育受遗传、环境等多因素影响，存在个体差异，每个孩子的生长发育轨迹不会完全相同，所以需要定期体检及儿科医生的专业评估，以保障宝宝的健康成长。

关于宝宝的健康体检评估

1. 应该在哪些时间点带宝宝去健康体检呢?

出生后6个月内，建议每1~2月体检一次。出生后6个月到1岁，每2~3个月检查一次。宝宝1岁以后，则可以每3~6个月检查一次。

2. 宝宝体检项目有哪些?

常规的检查项目：体格指标的测量，包括体重、身高、坐高、头围、胸围等；常规的体格检查，如囟门大小、牙齿萌出的情况、心、肺、腹部、骨骼、四肢测量；这些数据有助于医生来判断宝宝的营养和生长发育状况。

在特定的月龄节点，宝宝需要完善的检查：如6月、12月、2岁、3岁查血常规，明确宝宝有无贫血；9个月、2岁、3岁听力检查和精神运动发育评估，监测宝宝的听力和整体的精神运动发育状况。如果存在高危因素比如早产儿、户外活动时间少、肝肾疾病等，还建议检查25-羟维生素D、血钙、血磷、AKP等。

（田雨鑫　徐琼）

小"胖墩"可不健康！来听听医生说儿童期的健康评估

邻居家有个小"胖墩"，人人见到都夸白白胖胖好可爱。邻居奶奶可自豪了，毕竟宝宝在1岁之前从来没达到过同年龄的平均体重。这不，自从奶奶来了之后，宝宝的体重是肉眼可见地增长，到现在3岁了，已经变成没有人能抱得动的小胖子了。很多家长都认为小孩子"胖嘟嘟的才可爱，胖一点有福气""小时候胖点，大了会瘦的""少吃会影响孩子健康""与其瘦，不如胖"。可是医生却说，胖墩千万别养成。长得胖 ≠ 身体棒。符合儿童的生长发育规律，才是小朋友健康成长的关键。

儿童期的特点

对于3~12岁的儿童，其身高生长速度会有明显放缓的趋势，每年的身高增长幅度为5~7厘米。而体重增长的幅度则相对稳定，大概每年2~3千克的速率。这一时期的儿童，大运动发育非常迅速。从能独自交替上下楼、攀登到踢球、骑自行车、玩各种运动器材等。精细动作和认知能力也得到长足的发展。这个时期的儿童身心发育逐渐成熟，但也需要成人的精心呵护和照顾。而不恰当的照护，则可能使儿童偏离正常的发育轨迹。目前为止，儿童的肥胖和超重的发生率在逐年上升。其根本原因是能量的不平衡，可能家长的过度喂食和不健康的饮食生活方式导致儿童摄入的卡路里远远超过了消耗的卡路里。

儿童期的常规体检项目

1. 应该什么时候带儿童去体检呢？

3~6岁是学龄前期，此时期的儿童接受学前教育，与外界环境的接触日益增多，意外事故的发生率明显上升，应做好预防保健工作，并至少每年定期体检一次。

6~12岁的儿童，为学龄期儿童，此时期的儿童是体格和知识均在增长的阶段。此时期的儿童，应注意保证营养，培养良好的学习和生活习惯，至少每年定期体检一次。

2.儿童期的常规体检项目有哪些？

儿童期的常规体检项目包括：体重、身高、胸围、腰围等（每次体检应完善）；血常规（筛查贫血等指标，每年检查一次或必要时）；听力（必要时）；视力（每学年不少于两次）。

并且，儿童还可完善标准化的发育评估筛查，以评估儿童的运动、精细、语言、认知及社交技能的发展及偏离。

儿童期肥胖的相关检查及管理

1. 评估和检查

（1）体重和身高测量：通过计算儿童的身体质量指数（BMI）或者"身高－体重"比来确定是否超重或肥胖；

（2）腰围测量：腰围是另一个评估肥胖程度的指标，特别是在腹部肥胖的情况下；

（3）血液测试：血液测试可以测量血糖、胆固醇、三酰甘油和其他生化指标，以评估儿童的代谢健康情况；

（4）心血管健康评估：这可能包括进行心脏超声、心电图和其他相关检查，以评估儿童的心血管健康状况；

（5）骨龄测量：通过测量儿童骨骼的发育情况来确定儿童的生长状况。

2. 干预方法

对于肥胖的儿童，需要在饮食方面和生活运动习惯上作改善。首先可以多在食物的选择上面下功夫，比如给身体提供快速能量的主食，可以增加杂粮、粗粮替代一部分易快速消化升血糖的精米；土豆、山芋也是高淀粉食物，应当适当限制；在蛋白质食物的选择上，可以选择鱼、虾、鸡胸肉、瘦肉等脂肪含量低的蛋白质食物替代油脂含量高的肉类；蔬菜在处理时需要控制食用油的使用量，或者部分选择凉拌或水煮的方式保证蔬菜的摄入。家长还要非常注意高糖、高脂食物的摄入，比如果汁、水果、蜜饯、肉脯、饼干等。当然，父母是孩子的榜样，父母以身作则可以更好地让孩子建立健康的饮食行为习惯。

控制好能量的摄入之后，就需要增加运动，养成良好的运动习惯。建议提供给孩子充足的运动时间及机会。家庭总动员，家长和孩子一起参与到适合孩子年龄段的运动活动中，比如一起踢球、游泳、羽毛球、乒乓球等。出行时鼓励绿色出行方式，比如步行或骑车。

（胡纯纯　徐琼）

青少年的生长发育大搜索
——识别"性早熟"的信号

洛洛今年7岁多了，是个人见人爱，活泼可爱的小姑娘。因为爸妈不高，之前就一直很担心她的身高问题，每年都会给她监测身高体重。不过最近，洛洛像是吃了"长高丸"，一下子蹿了不少个子。这不，才半年的工夫，竟然比邻居家同岁的男孩子都高了。不过最近，妈妈给洛洛洗澡的时候发现女儿的乳房好像开始发育了，一碰还会有明显的疼痛。想到洛洛的年龄和最近疯狂地长个儿，符合她这个年龄的发育特点吗？妈妈想带她去医院体检，但又不知道从何查起。

儿童青春期发育特点

学龄期的儿童为6~12岁，此时期的儿童体格生长速度相对缓慢，每年的身高增长幅度为5~7厘米，体重的增长幅度为2~3千克左右，智能发育逐渐接近于成人。而进入青春期的青少年，则以第二性征发育为标志。一般来说，女孩在10岁左右首先出现乳房的发育，而男孩则晚1~2年，大概12岁，首先出现睾丸的发育。这个阶段的青少年，会迎来身高增长的第二个高峰。青春期女孩身高增长为20~25厘米，男孩则是25~28厘米。在男童骨龄15岁，女童骨龄

13 岁时，已达最终身高 95%。此时期的儿童体重、肌肉等增长也十分迅速，体重年增长为 4~5 千克，持续约 2~3 年，体型也将发生显著的变化。第二性征的表现还包括：女孩子阴毛腋毛萌出，皮肤体型改变；男孩子阴茎增大增粗，阴毛腋毛及胡须萌出，声音改变，出现凸出的喉结，遗精等。青春期持续约 8~10 年，生殖系统逐渐发育成熟。

但是如果发育提前，导致身高增长提前结束，则可能影响最终身高，或者停止长高了，也有可能因为早发育导致生长潜能受损影响心理健康等。这就是性早熟可能对此时期儿童造成的危害。

青春期的常规体检项目

1. 青春期发育水平评估

对于青春期的儿童来说，每半年监测身高体重的增长情况及发育水平是非常有必要的。目前，临床首先主要通过 Tanner 分期来评估儿童的发育水平（见表 9）。

表 9　Tanner 分期

		Ⅰ期	Ⅱ期	Ⅲ期	Ⅳ期	Ⅴ期
女	乳房	仅乳头突出	乳晕增大，出现隆起	乳房、乳晕进一步增大，色素加深	乳房形成第二个隆起	接近成人型
	阴毛	无	阴唇绒毛	黑色卷曲	似成人，稀疏	接近成人
男	睾丸（毫升）	<1.5	1.5~6	6~12	12~20	>20
	阴茎（厘米）	<3	<3	3~6	6~10	10~15
	阴毛	无	阴茎根部绒毛	黑色卷曲	似成人，稀疏	范围至大腿

2. 骨龄检查

通常通过腕部的 X 线平片来评定患儿的骨骼发育年龄。而此时期的儿童必要时进行骨龄的检查以检验发育水平。医生通过 X 光片观察手掌指骨、腕骨及桡尺骨下端的骨化中心的发育程度，来确定骨龄，也是预测儿童成年身高的重要依据。

引起性早熟的原因及检查项目

多数的性早熟找不到确切的原因，大多属于特发性中枢性性早熟，而少数有其病理原因，继发性的性早熟可能与中枢神经系统异常或继发于外周性性早熟相关。外周性性早熟可能与先天性肾上腺皮质增生症、肾上腺肿瘤、McCune-Albright 综合征、卵巢肿瘤等相关，但其发育次序通常不遵循正常的第二性征发育过程。在不完全性性早熟的女孩子中，会发现除了乳房发育外，没有其他性发育的现象，身高和骨骼发育也都没有加速，需要动态随访。

而性早熟的检查除了监测身高体重、发育水平和骨龄检查外，还可进行以下的检查。

1. 性腺发育评估

通常通过 B 超来观察女孩子的子宫长度、卵巢容积、卵泡大小；男孩子睾丸、肾上腺的大小形态等。既能够了解患儿的发育程度，也可以进一步排除占位性病变导致的部分外周性性早熟。

2. 激素水平的检测

促黄体生成素（LH）、卵泡刺激素（FSH）、17-羟孕酮、睾酮（T）、雌二醇（E2）等，以及甲状腺功能、肿瘤指标等可评估患儿的激素水平，检验早熟的水平。而促性腺激素释放激素（GnRH）激发试验则较检测基础激素水平更为准确，也是鉴别中枢性性早熟和外周性性早熟的重要依据。

3. 头颅影像学检查

通常年龄越小发生的性早熟，头颅影像学的异常概率越高。因此，建议性早熟的男童以及 6 岁以下的女童进行头颅磁共振的检测。如有超过 6 岁但出现性发育快速进展或神经精神异常的，也应完善该检测。

（胡纯纯　徐琼）

陪 Ta 慢慢长大，解锁婴幼儿的健康管理

看着宝宝一天天长大，宝爸宝妈很是喜悦，但宝宝成长路上的磕磕绊绊，也令家长很是忧心。如何科学地带养宝宝，成为家长们非常关注的话题，"宝宝何时停止母乳喂养？""宝宝每天一大半时间都在睡觉，正常吗？""宝宝每天需要运动多长时间？适合什么运动？"，为宝宝提供良好的养育照护和健康管理，促进宝宝在生理、心理和社会能力等方面的全面发展，是宝爸宝妈们的必修课。接下来我们就来谈谈有关宝宝的健康管理。

婴幼儿期

0~3 岁这一时期，我们称之为"婴幼儿期"。在这一阶段，爸爸妈妈会惊叹于宝宝快速地成长变化。这一阶段的孩子，大脑和身体快速发育。婴幼儿期是孩子生命发展阶段的关键时期，良好的养育照护和健康管理能为儿童未来的健康成长奠定基础，并有助于预防成年期心脑血管病、糖尿病、抑郁症等多种疾病的发生。

婴幼儿期的健康管理

1. 适当运动

适当地运动，能促进宝宝的体格及神经发育。顺应宝宝运动发育规律，充分利用室内外安全和开放的活动场地，提供爬、走、跑、跳等大动作，以及抓握、垒高、涂鸦等精细动作的练习机会。1岁以内的宝宝，建议每天进行以地板玩耍为主的身体活动30分钟以上，分次进行；1~3岁的宝宝，建议每天3小时一定强度的身体活动（其中户外活动时间不少于两小时，遇到雾霾、高温等特殊天气宜酌情减少户外活动）。

2. 养成良好的生活习惯

合理、有规律地安排宝宝一天的生活作息和户外活动，良好生活习惯、自理能力、智力等方面的早期培养，可以促进宝宝的各方面健康发展。保证宝宝的充足睡眠，每天总睡眠时间：婴儿期（0~1岁）为12~17小时，幼儿期（2~3岁）为10~14小时。培养宝宝自主入睡习惯，避免养成抱睡、摇睡、含乳头睡等不良入睡习惯。借助唱儿歌、讲故事等方式为宝宝示范正确的洗手、洗脸、刷牙等方法，引导和鼓励幼儿自己动手。穿衣或换尿布时，注意观察宝宝的反应，通过表情、语言等给予回应和互动，逐步引导婴儿学会主动配合和自主穿衣。

3. 健康合理的饮食

母乳含有丰富的营养素、免疫活性物质和水分，能够满足0~6个月婴儿生长发育所需的基本营养。婴儿6个月起应添加辅食，在合理添加辅食基础上，可继续母乳喂养至两岁及以上。6~8月龄，可首先引入含铁丰富且易消化的食物，如高铁米粉、蔬菜泥、水果泥、肉泥、蛋黄等。9~12月龄，可引入禽肉、鱼、动物肝脏等，逐渐达到每日至少四种均衡的辅食，其中包括一种动物性食物、一种蔬菜和一种谷薯类食物等。一岁以后逐步过渡到独立进食，爸爸妈妈要为宝宝营造轻松愉快的进食环境，引导而不强迫进食，允许宝宝自主选择食物的摄入量。安排宝宝与家人一起就餐，并鼓励自主进食。进餐时不观看电视、手机等电子产品，每次进餐时间控制在 20 分钟左右，最长不宜超过 30 分钟，并逐渐养成定时进餐和良好的饮食习惯。

4. 良好的社交初体验

通过走亲访友、家庭聚会、生日和节日活动等家庭活动，帮助宝宝学习和他人相处，获得丰富的生活体验。为宝宝创造与同龄伙伴交流和玩耍的机会，通过示范和引导，帮助宝宝发展关心、分享、合作等亲社会行为，对积极的行为给予及时肯定和赞赏。在与小朋友交往中，帮助幼儿学习简单的行为规则。

（田雨鑫　徐琼）

一到幼儿园就哭闹？
如何做好娃的入园前准备？

沫沫今年三岁半，终于到上幼儿园的年纪。妈妈既开心又紧张。沫沫是个活泼可爱的小女孩，能够自己吃饭，和邻居家的小朋友也玩得不错，偶尔闹点小脾气。但是沫沫每次到新的地方，一定要妈妈抱着或者紧紧拉着妈妈的手不放，只要妈妈稍微离开她的视线，总是会大声地哭闹。为此，妈妈也很是为难，她到底该怎么做才能在各个方面给沫沫做好入园前的准备呢？

儿童期的特点

3~6岁这个时期的儿童体格生长较婴幼儿期稍慢，但这个时期的儿童求知欲较强，喜欢问"为什么"，他们的知识面会得到进一步扩大，生活自理能力和社交能力在这个时期将会得到更好的锻炼。

这个时期的儿童具有一定的平衡能力，动作协调、灵敏，能够自己上下楼和单双脚跳，走平衡木，能与他人玩追逐、躲闪跑的游戏，到6岁时大部分儿童可以完成连续跳绳、连续拍球，能以手脚并用的方式爬攀登架、网等活动。手部的灵巧度也在进一步地提升，能够用笔涂涂画画、画简单图形，会用勺子吃饭、用筷子吃饭，沿线剪纸、沿轮廓剪简单图形等。

3岁以后的儿童，能够逐渐建立起生活规律，学习遵守游戏的规则，会和同伴玩角色扮演的游戏等。并且，他们的生活经验会让他们懂得安全与危险，能够逐渐学会遵守群体规则。因此，这个时期的儿童，在生活环境产生大变化的时候可能会出现短暂的分离焦虑。但分离焦虑其实是每个个体的成长必经阶段，不同个性的孩子表现出的症状程度不一。

幼儿入园前，需要做些什么准备？

1. 培养良好的饮食卫生习惯

良好的饮食习惯是体格生长的重要因素，因为均衡全面的营养才能保证儿童生长发育的需求。饮食习惯应由家长从小培养。不挑食、不偏食，合理膳食，才能保证健康。饮食的食物种类应多样，均衡搭配。增加谷物（100克）、蔬菜水果（各100~200克）、奶类（400~500毫升）的摄入，适量吃肉禽鱼（50克）、蛋（50克）等以保证蛋白质的摄入。减少高盐高油、油炸食品的摄入，尽量不喝碳酸饮品或其他加工的饮料。定时安排一日三餐，并限定就餐时间。每天需要刷牙洗脸，定期修剪指甲。

2. 安排足够的户外活动时间

儿童这个阶段每天的户外活动时间一般不少于两小时，体育活动时间不少于一小时。通过儿童喜欢的游戏活动发展身体平衡和协调能力，比如走平衡木、玩跳房子、蒙眼走路、玩跳竹竿、滚铁环等；拍球、跳绳等技能性活动，不要过于要求数量和技巧，重在培养儿童积极参与的主动性。

3. 培养生活自理能力和生活习惯

鼓励儿童做力所能及的事情，指导儿童学习生活自理的基本方法。如自己用筷子等餐具吃饭，洗手洗脸，擦鼻涕，穿脱裤子，擦屁股等。穿鞋子、系鞋带等等都应有意识地进行练习。让儿童保持有规律的生活，养成良好作息。保证每天 11~12 小时的睡眠时间，培养良好的自主入睡习惯，午睡一般两小时左右，也是在为入园后更好地午睡做准备。利用各种自然、废弃材料（报纸、广告单等）让儿童进行画、剪、折、粘等美工活动；引导儿童参与家务劳动，促进手的动作灵活协调，比如帮家人剥豆子、做面食等。

4. 培养健康的心理情绪和积极的行为方式

人际交往和社会适应是该时期儿童进行社会学习的重要内容。我们应该利用走亲戚、到朋友家做客或有客人来访时，鼓励儿童与他人接触和交谈（可以从爸爸妈妈示范打招呼开始，到提示儿童打招呼，再到给予足够的时间让儿童自己打招呼）。应对儿童的分离焦虑，我们可以用温柔和理性的态度对待他们，多次并有目的地进行短暂分离练习，积极而快速地告别直至儿童逐步适应。比如可以尝试把孩子留给可以信赖的朋友或亲戚照看，并在走之前和宝宝积极告别，并告知儿童回来的时间。每次将时间拉长 15~30 分钟，逐渐过渡到数小时甚至半天的时间，让儿童逐步适应。这个时期的儿童，有自己的想法并了解自己的优点和长处。家长应当鼓励他们自主决定，独立做事，让他在自己独立处理事情中树立自尊和自信，并用平等、接纳和尊重的态度对待差异，与人友好相处。

（胡纯纯　徐琼）

带你读懂青春期

"青春期"，一个令父母们听而生畏的词汇，家长们首先联想到的是叛逆、敏感、对抗；"我家孩子以前很乖的，现在完全不听话了""我家孩子每天沉迷网络，无心学习""孩子不能安静、坐立不安，是不是多动症"等等问题。青春期，是一个人一生中里程碑式的阶段，是一段既阳光灿烂又疾风骤雨的日子。那么，作为孩子父母，应该如何应对孩子的青春期呢？接下来让我们一起揭开青春期的神秘面纱。

青春期

青春期是指 12~16 岁的年龄阶段，是个体从童年期向青年期过渡的阶段。青春期是孩子脱离童年走向成熟，开始探索自我，寻找价值的关键时期。这一阶段的孩子，大脑边缘系统不完善不稳定，常常致使他们容易情绪化。青春期的孩子往往容易出现各种心理和行为问题。

青春期的健康管理

1. 适当运动

适当运动能提高孩子的心肺耐力，促进心血管和代谢健康，促进肌肉骨骼健康，对孩子心理健康、认知、学业及社交技能产生积极的影响。建议每天运动时长至少累计达到60分钟的中、高强度身体活动，包括每周至少三天的高强度身体活动和增强肌肉力量、骨骼健康的抗阻活动。有氧运动如慢跑、骑自行车、游泳、跳健身操等；抗阻训练如引体向上、深蹲、仰卧起坐等。建议每天屏幕时间不要过长，鼓励青少年更多地动起来。

2. 养成健康的饮食和生活习惯

青春期的孩子处于生长发育的第二个高峰期，这一时期的青少年需要充足的能量和营养素。督促孩子养成良好的饮食习惯，吃好日常三餐，提供充足的乳制品、优质蛋白质、足够的蔬菜、水果摄入量，避免零食替代正餐。合理选择零食，优选水果、奶类、坚果，少吃高盐、高糖、高脂肪及烟熏油炸零食。少喝含糖饮料，不饮酒。保持口腔清洁。养成良好的睡眠习惯，青少年需要每天8~10小时的睡眠。培养良好的用眼习惯，预防近视。

3. 保持心理健康

尊重孩子，愿意站在他们的角度去试着理解他们，获得孩子的信任。在孩子遇到问题时，引导他们积极寻求帮助，保持阳光的心态，学会积极地自我暗示，找到合适的途径和机会宣泄负面情绪。深呼吸、文娱活动、体育活动、冥想沉思等活动，可以减轻孩子焦虑，增加对不良困扰的承受能力，这些都是比较有效的方式。如果存在无法克服的问题，家长们要积极寻求专业儿科医生的帮助。

（田雨鑫　徐琼）

男性健康管理

小伙子脚痛不能走，原来都是痛风惹的祸，
年轻人该如何做好健康评估？

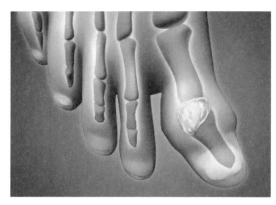

图 102　痛风最常侵犯脚大拇指第一跖趾关节处
（即大拇趾和足背间的关节）

28 岁的小李突然从睡梦中痛醒，一看是右脚第一跖趾关节又红、又肿，一碰更是钻心的疼痛，让他彻夜难眠。白天右脚无法受力，不能行走，得坐轮椅。小李平时爱吃烧烤、啤酒，长期尿酸偏高，以前也发作过一次，吃了些止痛药，等疼痛消失后不再重视，也不就诊。但是这次疼痛尤其严重。小李说自己属"肥宅"一族的成员，不爱运动，爱吃荤菜，爱喝饮料，身高176 厘米，体重已经 92.5 千克。小李焦虑痛苦地问：我年纪轻轻还没老，就不能走路，怎么办？该去做哪些检查项目？

年轻男性身体特点

年轻男性在此阶段，随着形体发育完善，脏腑功能健全，表现出体魄强壮，内脏坚实，气血充足，精力充沛，体健神旺，形成了基本稳定的体质类型。此时是体质最为强健的阶段，抵抗力强，不易感邪致病，即使生病，病轻易治，预后良好。在心理特征及情感发展方面，年轻男性的心理变化开始形成稳定的个性发展，心理发育基本成熟，表现为自我意识不断发展，道德信念进一步确立，情感世界日益丰富等。而此年龄段的男性仗着年轻，生活习惯任意，进食不规律，宵夜多（烧烤、火锅多），聚餐多，以荤菜为主，不喜蔬菜，喜欢奶茶、碳酸饮料、果糖含量高的果汁。易引发一些常见病，如尿酸升高，引发痛风。现状是，生活条件越来越好，外卖服务发达，使得高尿酸血症、高血脂的肥胖年轻男性患者有明显增多的趋势。

年轻男性健康评估

不妨对照下面的男性健康自测表对身体功能或者器官进行初步测试（见表 10）。

表 10　男性健康标准

序号	项目	标准
1	握力	至少达 40 千克
2	臂力	40 岁后能做 10 个俯卧撑
3	腿部力量	30 秒内反复蹲起 19 次
4	柔韧性	弯腰摸到脚尖
5	平衡性	单腿站立 7 秒
6	耐力	28 分钟走完 3 公里
7	听力	安静时能听到 20 分贝
8	心脏功能	每分钟跳 60~90 次
9	敏捷性	20 秒跨移 36 次
10	身高体重指数 BMI	体重除以身高的平方不超过 25

男性的健康又通过哪些其他外在特征表现出来呢？下面的男性健康标准符合几条（见表11、表12）？

表 11 男性健康标准自评

序号	项目	自评
1	有充沛精力，能从容不迫地负担日常生活	
2	处事乐观，态度积极	
3	善于休息，睡眠好	
4	应变能力强，能适应外界环境的各种变化	
5	能抵抗一般性感冒和传染病	
6	体重适当，身体匀称	
7	眼睛明亮，反应敏捷	
8	牙齿清洁，牙龈颜色正常	
9	头发有光泽、无头屑	
10	肌肉丰满，皮肤有弹性	

表 12 青年男性的健康体检项目

项目	说明
BMI 指数	BMI（体重除以身高的平方）指数提示超重，肥胖。指数升高不仅给人们带来了外观上的变化，出现焦虑和抑郁的情绪，更增加罹患糖尿病、高血压、高血脂、脂肪肝、高尿酸等代谢相关疾病的发病风险
血压	很多人以为老年人才会得高血压，但如今它却频频出现在年轻人的身上，特别是那些有家族遗传病，或是本身血压就高的人，定期检查血压非常必要
血糖	体重过重和腰围过粗者，应当检查一下自己的血糖水平，同时还应控制高热、高脂食品的摄入，增加运动量，积极减肥
肝功能	年轻人交际活跃，但白酒喝多了最伤肝脏，加上脂肪类食物摄入过多，年轻人中得酒精肝、脂肪肝的人越来越多。这些喝出来的病若不及时治疗，长期发展下去可导致肝硬化
血脂	抽烟、喝酒、高脂高热食物摄入过多，都可导致高血脂，它可引发心肌梗死、高血压、脂肪肝、糖尿病、慢性肾病等疾病

项目	说明
尿酸	血尿酸是嘌呤代谢的终末产物，嘌呤代谢紊乱、能量代谢异常及肾脏对尿酸排泄障碍均可引起血浆尿酸浓度升高。痛风的主要特点是高尿酸血症，由此而引起痛风性急性关节炎、痛风石沉积等肾脏疾病
幽门螺杆菌 Hp	聚餐多，外卖吃得多的青年群体发病率高。幽门螺杆菌是危害人类健康最常见的病原体之一，致胃癌因子。此外，Hp 感染还与慢性胃炎、消化性溃疡、黏膜相关淋巴组织 (MALT) 淋巴瘤等疾病的发生密切相关。我国人群的 Hp 感染率仍然维持高位，多数感染者并无明显消化道症状或相关并发症，类似"健康带菌状态"，实际上感染者的胃黏膜可能已经发生慢性炎症，甚至出现萎缩、肠化等癌前状态
彩超肝胆	通过彩色超声波可以清晰直观地描述肝胆病变，首选。在检测前保持空腹。由于青年男性不注重早餐，胆结石发病率也高
胸部 CT	胸部平扫 CT 不仅能检查肺、气管和支气管，还能检查胸壁软组织和骨骼、胸腺、膈肌等。临床上胸部 CT 的检查，对发现肺小结节的发现有重大意义

（丛建华）

而立奋斗之年，男同胞们如何做好健康管理？不要让健康拖后腿

30 岁的李先生年初新冠感染，阳康后两周，仍出现胸闷气短，疲惫不堪，睡眠差的症状，来医院门诊就诊，查了胸部 CT、心肌酶、心电图、心脏彩超、D- 二聚体、肺功能均提示正常。李先生感叹道：我平日也算得上自律，有运动，注重营养搭配，而立奋斗之年，如何做好健康管理，不要让健康拖后腿？

青年男性健康管理——运动

对于青年男性，身体功能处于鼎盛时期，心律、肺活量、骨骼的灵敏度、稳定性及弹性等各方面均达到最佳点。无论有氧运动还是无氧运动，中等强度运动持之以恒，都能很好地增强男性整体健康水平，也有助于缓解男性的焦虑、抑郁状态，对男性生理及心理健康都是很有裨益的。这个年龄段的人可进行任何运动强度的锻炼。锻炼频率一周三到四次，锻炼前先进行 5~10 分钟的热身运动，每次大约 30 分钟增强体力的锻炼，方法是试举重物，负荷量为极限肌力的 60%，一直练到肌肉觉得疲劳为止（大约每次做 10~12 次）。如多次练习并不觉得累，可以加大器械重量 10%，必须使主要肌群

都得到锻炼。20分钟的心血管系统锻炼，如慢跑、游泳、骑自行车等，强度为脉搏150~170次/分钟。掌握好运动量，应根据自身体质，遵循循序渐进的原则，从较小的运动量开始，逐渐增加，以免突然给身体造成太大负担。健身之后，不要立马做以下几件事：抽烟、洗冷水澡、喝酒、喝冷饮，以免损害到身体健康。

青年男性健康管理——饮食

食物能为身体补充能量，满足身体对各种营养的需求，若想保持身体健康，必须均衡摄入营养。青年男性工作繁忙、应酬多、不规律饮食等，都可能对身体带来一定的伤害。青年男性想要健康饮食，应该注意以下4点。

1. 注意饮食多样化

男性要注意饮食上的多元化，合理地搭配营养，尽量少吃或者不吃甜食，多吃富含维生素、矿物质、膳食纤维丰富的蔬菜和水果，尤其是里面含有的膳食纤维，能够刺激胃肠道蠕动，防止发生便秘，预防大肠癌的产生。另外，水果里面含有的果胶，能够降低胆固醇，降低患上动脉粥样硬化的概率。同时，也能粘附肠道里面的有害物质。吃富含优质蛋白质的鱼鸡鸭肉，能够增强抵抗力和免疫力，每天坚持喝一杯奶制品，能保持骨骼健康。

2. 保持清淡饮食

饮食尽量以植物性食物为主，如果摄入太多脂肪，容易诱发肥胖，从而增加患前列腺癌以及动脉粥样硬化的概率。饮食以清淡为主，控制盐的摄入量，尽量不要吃过于油腻以及含动物性脂肪、腌制的食物。另外，应适量吃坚果，其含有大量的蛋白质、脂肪、维生素、不饱和脂肪酸以及膳食纤维等，能够保护心脏。

3. 适量地喝酒

酗酒可能会导致食欲下降，减少对其他食物的摄入，容易出现营养缺乏、酒精中毒以及酒精性脂肪肝，甚至会诱发酒精性肝硬化，大量喝酒也会增加患有中风以及高血压的概率。

4. 保持足够的水量

水是人体必不可少的，肝脏，皮肤以及大脑里面都含有丰富的水分。喝水时要采取少量多次的原则。

青年男性健康管理——生活方式

1. 早睡觉

晚睡熬夜，是万病之源。夜间睡眠是人体生长发育、自我修复和清除衰老细胞的关键时刻。成年人应该在 11 点前睡觉，超过 11 点都算晚睡熬夜。晚睡熬夜会损害人的免疫系统，造成免疫力下降，容易患感冒、鼻炎等上呼吸道炎症，以及前列腺炎、自身免疫疾病等。

2. 适量运动

生命在于运动，但是过量运动反而会损伤身体健康。适量运动会通过损伤身体组织和细胞，激活身体启动修复机制来修复损伤，并促进生长发育和新陈代谢。

3. 戒烟少饮酒

吸烟危害健康。吸烟是导致患肺癌等恶性肿瘤的重要病因之一。长期过量饮酒，会导致肝脏功能受损，引起肝硬化甚至肝癌，还会损害大脑功能，造成智力减退和性格古怪偏执。

4. 均衡营养饮食

食物多样，合理搭配；吃动平衡、健康体重；多吃蔬果、奶类、全谷、大豆；适量吃鱼、禽、蛋、瘦肉；少盐少油，控糖限酒；规律进餐，足量饮水；会烹会选，会看标签；公筷分餐，杜绝浪费。

中国居民平衡膳食宝塔(2022)

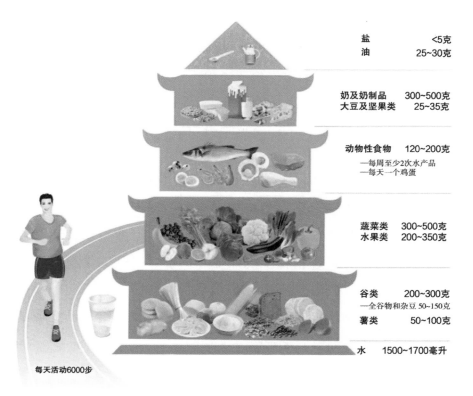

盐　　　　　　　　<5克
油　　　　　　　25~30克

奶及奶制品　　300~500克
大豆及坚果类　　25~35克

动物性食物　　120~200克
　—每周至少2次水产品
　—每天一个鸡蛋

蔬菜类　　　300~500克
水果类　　　200~350克

谷类　　　　200~300克
　—全谷物和杂豆50~150克
薯类　　　　50~100克

水　　　　1500~1700毫升

每天活动6000步

青年男性健康管理——心理

男性心理健康八个标准

控制情绪：宽容大度，不排异己

塑造人格：修养学识，视野格局

有家有业：职业人士，双重规划

取之有道：不急不躁，静待花开

了解自己：自我评估，认同平凡

面对现实：接受一切，自我救赎

善与人处：情商修炼，沟通无碍

承担责任：放弃抱怨，务实进取

男性常见的心理问题有哪些

完美主义：目标过高，责任过大

负面主义：经常比较，妄自菲薄

极端主义：外表强大，内心脆弱

拜金主义：三观倾斜，金钱万能

社会要求男性要能做大事，要养家糊口做顶梁柱，要吃苦，不能退缩，还不能生病。这一整套要求下来，男性非常累，内心压力非常大，容易出现焦虑、失眠、多梦、乏力、易疲劳。在超高强度的工作量压力下，男性精神上的焦虑、抑郁、失眠的情况会日益严重。男性忽视自己的心理不适，咬着牙关面对压力，不向外界透露自己的情绪，不但不能自行消化，反而适得其反，给自己造成了诸多的困境，却找不到解脱之道。

（从建华）

爸爸们，来给妻儿交一份满意的体检成绩单

小张和老李在一个部门工作，最近他俩都不太开心，有着各自的烦恼。小张家里想要个二胎，无奈小张是公司骨干，工作压力大，身体跟不上，夫妻俩没少为这个事儿闹别扭；老李掰着指头数着还有多久可以退休，这几年来身体感觉不太好了，脑子不太好使了，头发掉得厉害，四肢纤细没什么力气，肚子却老大，家里老人有高血压、糖尿病，一直担心自己是不是也有点什么问题，前阵子又听说老同学脑血管意外走了，一想起来就有点怕。小张和老李该怎么办呢？

中年男性身体变化

部分中年男性随着年龄的增加可能出现一系列临床症状和体征，可对多器官系统造成不良影响，并降低生活质量。特征性的临床症状主要包括不同程度的：①性欲和勃起功能减退，尤其是夜间勃起；②情绪改变并伴有脑力和空间定向能力下降，记忆力和认知功能降低，容易疲乏、易怒、抑郁、睡眠障碍；③瘦体重伴有肌肉体积和肌力下降；④体毛减少和皮肤改变；⑤骨矿物质密度下降，可引起骨量减少和骨质疏松；⑥对胰岛素敏感性降低、内脏脂肪沉积。是

一组与年龄增长相关的临床和生化综合征。

中年男性适合检查及评估项目

评估主要包括：既往疾病史、心理和社会因素、生活方式；客观评估临床症状，完善体格检查；实验室检查方面还需要考虑到肿瘤、心脑血管疾病等的筛查。排除器质性疾病，为中年男性健康状态作全面评估。

1. 激素水平

雄激素水平下降与雄激素受体异常是产生男性雄激素作用缺乏的基础因素，也是最重要的因素之一。雄激素生成进行性下降，血清睾酮水平低于健康青年男性的正常范围。其他许多病因或因素（主要包括慢性疾病和滥用药物、肥胖、不良生活方式等）可能通过直接或间接作用来影响雄激素水平，或者通过其他机制产生上述的临床表现。

2. 泌尿生殖系统疾病

前列腺炎等泌尿生殖系统感染性疾病可以通过影响男性性腺的发育、精液的组成成分以及精子的输送管道等多种途径而降低男性的生育能力，导致男性不育。性功能减退、性欲低下、勃起功能障碍、早泄、不射精、遗精、逆行射精等是常见的男性性功能障碍，它们直接影响男性的自尊心、夫妻感情及家庭稳定，成为很多成年男性的难言之隐。

3. 肿瘤筛查

肺癌为中老年多发恶性肿瘤，发病率高（约20.03%）；胃癌次之（10.26%），且以男性患者居多，饮食结构的改变、工作压力增大、幽门螺杆菌感染使胃癌发病呈现年轻化趋向；结直肠癌多见于40岁以上中老年人，男多于女，发病率（9.88%）；此外55岁以后前列腺癌发病率逐渐升高，也值得重视。

4. 心脑血管系统疾病

吸烟、饮酒、肥胖、缺乏运动、久坐久躺、熬夜等等不良的生活习惯，工作压力有增无减，都在慢慢侵蚀我们的健康。通过体检及时发现并控制血脂、血压、血糖，可极大程度地降低突发心脑血管意外的风险。检查项目详见表 13、14。

表 13　更年期男性的健康及疾病状态与雄激素的关系

临床症状	雄激素测定结果		
	正常范围	正常但接近低值	低于正常范围
无	健康	健康	亚临床型 LOH
有，但达不到诊断标准	亚健康	亚健康	亚健康 亚临床型 LOH
有，且达到诊断标准	更年期综合征	更年期综合征 相对性腺功能低下	更年期综合征 LOH

表 14　中年男性体检项目

评估项目	实验室检查	影像	其他
一般检查	血常规、尿常规、粪常规 +ob，肝肾功能等	腹部 B 超	身高，体重，血压，心率等
激素水平	性激素、甲状腺激素及抗体等		
肿瘤筛查	肿瘤标志物（CEA，AFP、CA12-5、CA199、CA15-3、CA72-4，NSE、Cyfra21-1、SCCA 等）	腹部 CT/MRI，肺 CT，甲状腺 B 超	胃肠镜，胶囊胃镜，肝穿刺，穿刺活检，痰涂片等
骨健康评估	骨代谢（25 羟基维生素 D、骨钙素、甲状旁腺素、β-CTX，PINP），血钙，血磷等	骨密度（DXA，QCT，pQCT）X 线、CT/MRI，肌量检测 BIA/DXA）	SPPB，小腿围等
心脑血管病评估	心肌酶、凝血、血糖、血脂等	心电图，心超、颈部和四肢血管超声、冠脉 CT、脑血管 MRI 等	血管弹性检测 PWV/ABI、心功能分级量表及血压、BMI 等

（冯强）

摆脱中年油腻，一起来为健康打卡

小张和老李烦恼了一阵子，在家人和朋友的劝说下都去医院体检了。由于涉及患者隐私，具体结果就不公布了。拿到报告后，他们又去医院针对性地复诊了一次。医生嘱咐了他们一些注意事项。他们商量了一下，决定结伴，健康打卡，相互监督，督促提醒。那小张和老李们都需要从哪些方面入手打卡健康，摆脱中年油腻呢？

运动

"运动是良医"的理念亦逐渐为大众所接受，然而何种运动方式和剂量（强度、时间、频率）是良医仍是运动医学界一直探索的课题。对于健康人群和慢性病患者，传统推荐的锻炼方式是长时间中等强度持续运动：散步。

（1）散步：初期可步行 300~500 米，不计时间。心率增加要限制在安静时的 50% 以内。经一段时间后距离可延至 500~1000 米，每天走 1~2 次，1~2 小时。

（2）持久性长跑：特别适合中年人，初期每分钟跑 90~100 步以内，渐渐增加到 120~130 步以上。开始可每天 10~15 分钟，逐渐增加到 30~60 分钟。在跑步过程中，每隔 1~2 天，做两组力量训练。

准备可调节哑铃，重量在 15~20 磅之间。先持哑铃进行下蹲，每组做 12 个，每次做 2~5 组，注意保持腰背挺直，这能同时锻炼大腿、小腿、腰、背部的肌肉；接下来进行肩上推举，双臂交替进行，每次 5~10 下。

（3）游泳：蛙游时脉搏每分钟不超过 120~135 次，自由游时脉搏每分钟不超过 155 次。太极拳运动量可通过拳术动作的快慢、下蹲的高低来调节。其他项目如骑自行车、划船、溜冰、滑雪、八段锦、五禽戏、广播操、球类游戏、爬山、远足等项目也适宜中年人参加。

高强度间歇运动（high intensity intermittent exercise，HIIE）是近年来新兴的训练模式。研究证实，与长时间中等强度比较，虽然 HIIE 消耗能量少、完成总运动负荷低，但可诱导机体产生相似的代谢适应，且运动后的愉悦感和坚持性均高于前者，因此更具时效性，尤其适用于缺乏锻炼时间的中青年久坐人群。调查显示，每周进行 3 次 HIIE（隔天进行，30 秒全力蹬车 +4 分钟休息，重复 4 次）可改善中年男性心功能和运动能力。

此外每周出去走一走。室外运动丰富多彩，能让人接触自然，呼吸新鲜空气。中午吃完饭或者下班后，都可以在室外进行大步走。其要点是要有意识地摆动双臂、迈开大步，主动使身体充分伸展。户外新鲜的空气和环境，也能让工作中紧张的大脑得到放松，冬季天气晴朗时还能晒太阳，可谓一举两得。生活处处多运动，除了按照计划进行规律锻炼，适时调整训练方案外，平时生活中也要有意识地运动，比如少坐电梯，多爬楼梯；工作应酬时可以选择保龄球馆等运动场所。

饮食

饮食不规律在中年男性中普遍存在，包括饮食时间不规律，饮食量不规律。饮食时间不规律容易导致人体生物钟被破坏，出现过度饥饿等现象，长期如此容易引发胃肠疾病。饮食量不规律也会影响人体健康，例如不吃早餐易引起血液里血糖含量过低和胆汁分泌不足，导致低血糖和胆结石。除此之外，偏食会导致人体摄入营养不均衡继而影响人体健康。

合理的饮食可以保证人体营养的均衡。中年男性应根据自己的饮食结构，适当搭配摄入的营养。合理的搭配应该是主食以谷物为主，在保证每天食用的蛋白质、维生素、糖、矿物质、脂肪足够的情况下，可以多选择豆制品、乳制品和水果类，减少甜食、动植物脂肪和钠盐的摄入。同时应根据工作强度的不同来调整营养摄入量，避免营养过剩。

生活方式

中年男性的生活习惯中有不少不良的生活因素，会引发亚健康状态。

因为各种原因饮酒过量，甚至嗜酒如命，过度饮酒对人体危害极大，容易引起体内酒精含量增高，导致急性酒精中毒，长期饮酒或对多个组织器官造成损害。烟草含有大量有害物质，其中尼古丁可使血压升高，心率加快，心肌耗氧量增加；一氧化碳可使血红蛋白的运氧能力下降，减少机体各组织的供氧量；其他氨基酚、砷、镉等都是致癌物质，长期吸烟会对呼吸系统、循环系统、消化系统、神经系统、泌尿生殖系统等造成广泛地破坏。人体在千万年进化过程中形成了特有的生命运动规律"生物钟"，这个生物钟维持我们人体的新陈代谢和气血运行。作息时间不规律，新陈代谢紊乱，导致亚健康的产生。戒烟、戒酒、规律生活，建立健康的生活方式，才能从根本上解决亚健康问题。

心理

现代社会工作和生活节奏紧张，竞争激烈。中年男性处于社会发展的前沿，精神长期处于高度紧张状态，容易出现低落情绪，觉得工作学习生活没有乐趣，没有满足感和幸福感，没有目标和追求，空虚等不良心理状态，这些不良心理状态是中年男性健康的绊脚石。要正确看待事情，宽容待人，树立正确的世界观、人生观、价值观，正视压力和困难，化解压力，变压力为动力，尽可能地保持在一种均衡健康的状态，保持乐观向上的良好心态，培养广泛的兴趣爱好，使生活更加丰富多彩，必要时也可以寻求心理医师的帮助（见表 15）。

表 15 体力活动准备问卷（PAR-Q）

是	否	
☐	☐	1. 医生是否告诉过你患有心脏病并且只能参加医生推荐的体力活动
☐	☐	2. 当你进行体力活动时，是否感觉胸痛
☐	☐	3. 自上个月以来，你是否在没有参加体力活动时发生胸痛
☐	☐	4. 你是否曾因为头晕跌倒或曾失去过知觉
☐	☐	5. 是否有因为体力活动变化而加重的骨或者关节疾病（如腰背部、膝关节、髋部）
☐	☐	6. 最近医生是否因为血压或心脏问题给你开过药（如静脉输液、口服药物）
☐	☐	7. 你是否知道一些你不能进行体力活动的其他原因

（1）结果解释：如果对所有问题回答都是"否"，可参加运动测试和运动指导，同时注意应循序渐进。

如果对上述一个或者更多问题回答了"是"，需要向专科医生咨询，告诉医生哪些问题回答是"是"，希望参加哪些类型的体力活动，然后听从医生的建议，有针对性地制定运动测试方案和运动处方。

（2）注意事项：本问卷有效期是完成问卷开始后 12 个月内，如果身体状况发生变化，回答随之变化，之前的问卷结果无效，需重新回答问卷内容。

本问卷使用时，必须采用完整形式，不得随意改动。

（冯强）

女性健康管理

年轻女性需要警惕颈部"小蝴蝶"的异常

30 岁的李女士因工作需要经常熬夜，养成了半夜睡觉的习惯，就算不加班也要玩手机到半夜。近来王女士发现自己讲话的时候声音嘶哑，起初还以为是嗓子使用过度，没太在意，直到每年一次的单位体检，B 超发现右侧甲状腺结节 4b 期。外科门诊就诊，门诊 B 超穿刺检查考虑甲状腺乳头状癌，建议手术治疗。李女士说以往单位体检有发现过甲状腺结节，由于工作家庭事物繁忙，未予重视。李女士问：我还年轻，生活压力大，为了健康，应该做些什么样的体检项目？

青年女性身体特点

青年女性，此阶段属于育龄期，大多数体内的激素水平平稳，身体健康气色佳，活力充沛。随着社会进步，对青年女性要求越来越高，从而压力也越来越大。熬夜已渐渐成为年轻人的生活常态，不管加班也好，娱乐也好，不到半夜不会睡觉。殊不知，这个习惯严重影响健康。近年来，甲状腺结节、乳房结节的患者越来越多。相关数据显示，我国的甲状腺癌患者以每年 20% 的速度在增长，其中女性的发病率远高于男性。另外，青年女性良好的外形条件成为一种优势资源，故减肥、整容盛行。过度节食引起头发脱落，"姨妈"出走，重则引发卵巢早衰，不孕不育等疾病。

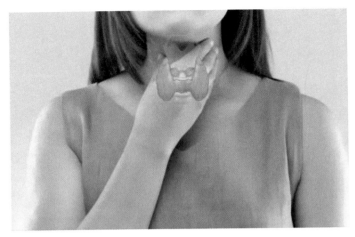

图 104　甲状腺疾病"重女轻男"

从哪些方面去评估青年女性的身体健康呢？

1. 皮肤状态好与坏

女性体内雌性激素分泌量多，其中分泌出来的营养物质才能起到抗氧化的效果，有效提高机体代谢能力，促进胶原蛋白的分泌，缓解色素沉着，有效修复受损的皮肤组织，清除皮下黑色素的生成，保持肌肤光洁滑嫩。

2. 新陈代谢能力强与弱

生殖系统决定着女性体内雌性激素和生长激素的分泌量，生殖系统强的女性新陈代谢功能强，体内激素水平稳定，能够很好地维持身体健康，降低女性患病的风险。新陈代谢作为身体中重要的物质基础，能够加速血液的流动，及时帮助内脏器官排毒解毒，缓解各组织的压力和负担，同时还能起到提高机体免疫力的能力，有效抵抗细菌和病毒的入侵，维持女性子宫健康。

3. 月经规律与否

月经是判断女性身体是否健康的重要指标，也是女性身体的

"晴雨表"，月经规律的女性说明体内代谢水平良好，生殖系统强，这类女性怀孕的概率高。正常情况下，女性的月经周期为 28 天左右，提前或延后 7 天均为正常现象，月经持续时间大致为 2~7 天，一次月经血的排出量为 30~50 毫升。月经前 1~2 天是痛经症状最为明显的时期，这一阶段的女性，体内还会排出少量的血块，以上均属于正常反应。

4. 体检中乳腺结节，甲状腺结节的发病率

青年女性职场的压力很大，而女性的抗压能力比男性稍弱，如果不能好好调节自己的心理状态，长期压力过大就会令女性的情绪出现明显波动，一旦长时间处于暴躁、焦虑、委屈等负面情绪之中，就会无形中增加患上甲状腺结节、乳腺结节的概率（见表 16）。

表 16　青年女性的健康体检项目

项目	意义
血压	青年女性常见血压偏低。大多数情况下，低血压不会有明显症状。少数人会有手脚发凉、全身无力、头晕、心慌和健忘等情况，这是因为血压过度下降引发脑部供血不足造成的
肝功能	爱美的年轻女性服用一些瘦身药物及美白抗老药物，社交活动饮酒，都会引起肝脏损伤，年轻人中得药物性肝损、酒精肝的人越来越多
女性激素	通常女性激素六项检查要根据月经周期进行检查。月经周期是指从月经第一天算起，月经周期的第 21 天左右检查孕激素，以判断卵巢黄体功能。如果此时孕激素较低，诊断卵巢黄体功能不全，常表现为月经提前，应在黄体期补充孕激素。其他五项通常在月经的第 2~5 天进行，包括雌激素、雄激素、卵泡刺激素、黄体生成素、垂体泌乳素。这些异常，临床上表现为不孕或者月经推迟
呼气试验	聚餐多，食外卖多的青年群体发病率高。幽门螺杆菌 Hp 是致胃癌因子。此外，Hp 感染还与慢性胃炎、消化性溃疡、黏膜相关淋巴组织 (MALT) 淋巴瘤等疾病的发生密切相关。我国人群的 Hp 感染率仍然维持高位，多数感染者并无明显消化道症状或相关并发症，类似"健康带菌状态"，实际上感染者的胃黏膜可能已经发生慢性炎症，甚至出现萎缩、肠化等癌前状态
甲状腺功能	通过甲状腺功能检查，可以直接了解到甲状腺各项指标是否处于正常范围，帮助诊断甲亢、甲减、甲状腺炎等疾病，指导治疗方案，评估治疗效果。根据检查指标数量，一般分为甲状腺功能三项（TSH、FT3、FT4）、五项（TSH、FT3、FT4、T3、T4）、八项（TSH、FT3、FT4、T3、T4、TPOAB、TGAB、TRAB）

续表

项目	意义
甲状腺 B 超	正常人一年检查一次甲状腺 B 超；有甲状腺良性结节的，半年复查一次；有可疑恶性甲状腺结节的 3 个月复查一次
乳腺 B 超 / 乳腺钼靶	正常人可以一年检查一次乳腺 B 超 / 乳腺钼靶；乳腺增生患者，可以每半年复查一次；乳腺囊肿、乳腺纤维瘤或者乳腺小结节的患者，可以 3 个月复查一次
子宫附件彩超	子宫附件彩超可检查较多问题，主要对形态学改变作出检测，即结构变化。如子宫大小是否正常，是否存在肿物、肿瘤，以及肿瘤的位置等。也可检查两侧附件输卵管和卵巢，包括观察是否有输卵管积水、输卵管肿大、卵巢肿瘤、多囊卵巢综合征等
肝胆彩超	通过彩色超声波可以清晰直观地描述肝胆病变。在检测前保持空腹。由于青年女性节食不注重早餐，胆结石发病率也高
胸部 CT	胸部平扫 CT 不仅能检查肺、气管和支气管，还能检查胸壁软组织和骨骼、胸腺、膈肌等。临床上胸部 CT 的检查，对肺小结节的发现有重要意义

（从建华）

做个会养生的佛系少女

20 多岁的小张刚刚毕业踏入职场不久，天天早起背工作重点，熬夜赶工作进度，奶茶三分甜，午饭叫外卖，火锅配凉茶，上班坐在电脑前，休息躺倒刷手机，出门不管远近都"打的"，于是 20 岁的年龄，50 岁的体力，60 岁的颈椎……在最好的年纪，拥有了一副散装的身体，疯狂地在健康的边缘反复横跳。青年时期是为健康身体奠定基础的最重要时期，要学会调节身心健康，才能做到健康与美丽同行。

培养健康的饮食习惯

对青年女性来说，如何选择健康饮食并且保持理想体重，简直就是人生永恒的课题。我们不会给你特别的食谱，你可以根据个人的偏好来挑选食物，但是建议你吃得简单而有营养。每天饮食新鲜、多样，少食多餐，摄入好的碳水化合物和脂肪，比如尽量选择米饭、面条、全麦面包而不是一大块巧克力蛋糕；尽量选择植物油而不是人造黄油、起酥油、油炸食品、快餐等，每天确保摄入 8~11 杯（240 毫升左右的杯子）液体（包括水或少量茶、咖啡等）。如果运动量大，出汗过多，还要增加饮水量，避免加工食品和甜食，减

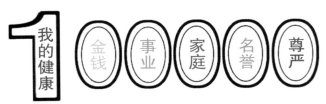

人生唯有健康才是最大的财富

如果健康倒下了什么都没有

如图所示全部加起来是 1 个亿

如果 1 字倒了　后面全是零

所以人生健康为第一

健康才是人生最大的保障

图 105　健康是人生的基础与保障

少食用动物脂肪。健康饮食的范例就是"地中海式饮食"，以丰富的纯天然食物为主，特别是水果、蔬菜、坚果，还有橄榄油、鱼和适量的葡萄酒，美国心脏病协会认为这种饮食方式对保持心脏健康是有益的。超重和肥胖的害处几乎人人皆知，但是体重过轻一样对健康有害，体重过轻的人（BMI 小于 18.5 千克 / 米^2），非肿瘤、非心血管疾病的死亡风险超过正常体重的人群，而且患骨质疏松的危险性更高。所以在减肥的同时也要避免体重过轻和营养不良，减肥不是要让自己的体型像超级模特，而是要让你继续保持健康和活力，并且享受高质量的生活。

养成健康的运动习惯

运动对生命有积极的影响，但是很多关注自己健康的人却未必会经常运动，我们要认识到运动不是"最好去做"而是"必须去做"的事情。建议每次有氧运动 20~30 分钟，每周 3~5 天，力量运动每周至少两次，柔韧和平衡性运动每周至少两天。对于不爱运动的朋友，可以选择自己喜欢的运动方式，比如一边看杂志、电影，一边踩单车，经常提醒自己运动对健康有积极的作用，当维持运动的信

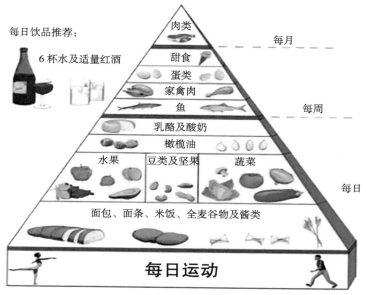

图 106　健康的饮食生活习惯推荐

念不足的时候，想想自己所拥有的一切，告诫自己有好的身体才能长时间享有这一切，享受运动后给你带来好的感觉，这样你会发现你运动的时间比过去慢慢增多了。

保持健康的心灵

我们的健康包括生理健康和心理健康两方面，拥有一个健康的身体，也必须有一个健康的心灵。保持心理健康，精神舒畅，对整体健康至关重要。随着工作节奏的加快、社会压力的增大，抑郁、焦虑、失眠都在不断地增加。遇到压力时首先要不惊慌，冷静思考，理智处理，在压力面前要勇于挑战，经得起挫折和失败。其次，要学会剖析压力的来源、性质、程度、危害与利弊等，制定相应的减负方法。学会自我减压，做到起居有时、娱乐有度、劳逸结合，保持良好的心态，正确对待压力。当你无法通过自己的调节解决问题时，及时去医院与医生交流沟通，让专家协助你一起渡过心境障碍的难关。

避免不健康的生活习惯

全方位地享受健康生活，除了饮食、运动、心理健康以外，还要避免做对健康不利的事情。没有人觉得自己会做对健康不利的事，长时间坐着不动、烦躁时偶尔吸一支烟、为了应酬喝下的几杯酒、失眠时吃下药箱里面的几片安眠药等等，偶尔为之，并不一定会有危险。但当这些行为成为习惯时，就可能对健康造成影响。时刻提醒自己戒烟、限酒、按照医生处方服药，不要用他人的处方，如果用药一定要让医生知道，不要忘记定期检查自备药的有效期。

定期体检

定期筛查体检和自我检查，必要的疫苗接种更是通往健康的必经之路，了解清楚你的家族病史，如果有家族性高血压、高脂血症、肿瘤等危险因素，除了常规的筛查性体检以外，更应该针对性地做相关的检查和化验，认真做好每年的健康计划，为自己的健康做好保障。

（俞丽雅）

想要当妈妈了，该做些什么准备？

28 岁的小美是一位外企白领，因为忙于工作，小美常常加班错过饭点，平时也没少熬夜，爱美的她为了保持身材经常节食，月经一直不规律也未在意。结婚半年后，小美安排好工作想要一个宝宝，于是她去一家医院的妇科咨询了怀孕相关的问题，医生为小美做完孕前检查后告诉小美她目前的身体状况不适合怀孕。看着病历本上贫血、外阴炎、乳腺结节等一系列医学术语，小美陷入了苦恼之中。

育龄期女性身体变化

育龄期又称为生育期、性成熟期，大体从少女发育完全起至绝经为止，属于女性一生中的黄金阶段，人口学上一般指妇女 15~49 周岁的时期。育龄期女性的健康问题主要包括月经相关问题、妊娠相关问题、生殖系统炎症及肿瘤，常表现为：妊娠和非妊娠因素引起的阴道出血，感染和非感染病因造成的阴道分泌物异常，肿瘤、炎症、异位妊娠引起的下腹部包块和子宫、卵巢等器官病变引起的下腹部疼痛。此外如乳腺增生、乳腺癌等乳腺相关疾病也是育龄期女性健康重点关注的方面。

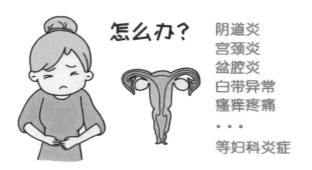

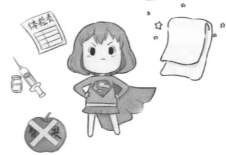

图 107　女性各种妇科炎症

育龄期健康检查及评估项目

1. 孕前检查不能少

孕前检查是指夫妻准备生育之前到医院进行身体检查，以保证生育出健康的婴儿。孕前检查一般建议在孕前 3~6 个月开始做检查，包括夫妻双方。女性的孕前检查最好是在月经干净后 3~7 天之内进行，注意检查前最好不要同房。一旦孕前检查发现其他

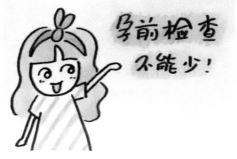

图 108　积极面对身体问题

问题，还有时间进行干预治疗（见表 17）。

表 17 孕前检查项目

检查项目	检查内容	检查目的
血常规	常规血液检查	及早发现贫血等血液系统疾病，这项检查还可测得红细胞的大小（MCV），有助于发现地中海贫血携带者
尿常规	尿液颜色、透明度、酸碱度，细胞检查、管型检查、蛋白质检查、比重检查等	有助于肾脏疾病的早期诊断，10 个月的孕期对母亲的肾脏系统是一个巨大的考验，身体的代谢增加，会使肾脏的负担加重
肝肾功能	包括肝酶、胆红素、白蛋白、血糖、血肌酐、尿酸、肾小球滤过率等项目	了解身体的状况处于一个健康状态，是能够正常妊娠的基础
甲状腺功能	T3、T4、游离 T3、游离 T4，以及促甲状腺激素 TSH	孕期甲状腺功能异常，可以直接影响胎儿以后的生长发育以及生长之后的甲状腺功能
妇科内分泌	包括卵泡促激素、黄体生成激素等 6 个项目	用于月经不调等卵巢疾病的诊断
血型	包括血型和 ABO 溶血滴度（检查对象为：女性血型为 O 型，丈夫为 A 型、B 型，或者有不明原因的流产史。）	避免婴儿发生溶血症
生殖系统检查	通过白带常规筛查滴虫、霉菌、支原体 / 衣原体感染、阴道炎症、梅毒等传播性疾病	检查是否有妇科疾病，如患有性传播疾病，最好先彻底治疗，然后再怀孕，否则会引起流产、早产等危险
优生项目	包括弓形虫、风疹病毒、巨细胞病毒和单纯疱疹病毒四项	这些病毒感染容易造成流产、胎儿畸形、宫内感染、早产
传染病检查	梅毒、艾滋病、乙型肝炎检查	此类疾病不仅对妈妈健康有严重威胁，更会直接传播给孩子
影像学检查	妇科、乳腺超声	部分子宫、卵巢疾病可能导致无法正常受孕，部分子宫、卵巢、乳腺疾病在妊娠期可能加重

2. 妇科炎症莫忽视

妇科炎症是育龄期女性最常见的妇科疾病，主要是指女性生殖器官的炎症。女性外阴与尿道、肛门毗邻，局部潮湿，容易受污染；育龄期妇女性生活较频繁，且外阴是分娩、妇科宫腔检查必经之路，容易受到损伤及外界病原体的感染。当出现外阴瘙痒、白带异常、痛经、尿频尿痛、房事疼痛这些症状中的 2~3 项时，须警惕可能患有妇科炎症。对于有备孕计划的准妈妈，妇科炎症本身会影响受孕的概率，即使怀孕也会增加流产的风险，且在孕期不好用药，站在优生优育的角度考虑，应在妇科炎症治愈后再进行备孕。

3. 乳腺健康勤检查

乳腺疾病主要发生于青春期以后的成年女性，其病因与卵巢功能、遗传因素、婚育哺乳、生活习惯、性格特点等因素有密切关系。乳腺常见疾病包括纤维腺瘤、乳腺增生这类良性肿瘤，也有哺乳期女性最容易患的乳腺炎，近年来乳腺癌的发病率逐渐上升，严重危害广大女性健康。为了更好地预防和早期发现乳房疾病，一方面建议育龄期女性每 3~5 天自查乳腺，另一方面每年进行 1~2 次乳腺影像学检查，比如乳腺钼靶、乳腺超声。

4. 月经异常要当心

女性生殖系统内分泌疾病是妇科常见病，主要有异常子宫出血、闭经、多囊卵巢综合征、痛经、高催乳素血症等。每种疾病的症状不同，通常表现为月经异常，甚至影响女性正常生育功能，需要检查性激素六项（主要包括卵泡刺激素、黄体生成素、雌激素、孕酮、睾酮、泌乳素，是最基础的妇科临床检查）以及相应的内分泌激素的分泌情况，还要通过彩超甚至 CT 来明确病情和病因。

（张顺顺　张自妍）

科学坐月子，妈妈更健康

　　萌萌的闺蜜都很羡慕萌萌，觉得她遇到了一位好婆婆，整个月子把萌萌照顾得"无微不至"。但是只有萌萌自己知道，婆婆的一套"中国传统月子大法"压得她快喘不过气。婆婆总是叮嘱萌萌坐月子一个月不要刷牙，否则"生一个娃，掉一颗牙"。月子期间不让她洗头洗澡，就连洗脸也是热毛巾擦擦，浑身的黏腻和汗臭味让萌萌特别不适应。为了加强营养，婆婆"逼迫"萌萌每天吃一只鸡，以及无数的营养品，说是这样才能确保宝宝有母乳，餐餐都是高热量、高脂肪的肉类，连蔬菜都很少见……

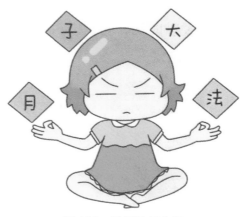

图 109　月子该怎么坐

产后女性身体变化

"坐月子"是指孕妇产后用一个月或 42 天的时间进行休养的阶段，现代医学中称之为产褥期。产褥期是女性一生生理及心理发生急剧变化的时期之一，女性全身除乳腺外各器官在这一时期恢复至正常未孕状态。

产褥期母体的变化包括全身各个系统，以生殖系统变化最为显著。产后两小时内极易发生严重并发症，如产后出血、子痫、产后心力衰竭等，故应在产房内严密观察产妇的生命体征。产后 24 小时体温可略升高，一般不超过 38℃。产后 3~4 日可出现泌乳热，属正常生理现象。产后 72 小时内，产妇回心血量增加，血液处于高凝状态，须注意预防心衰发生。妊娠期体内潴留的多余水分经肾脏排出，故产后一周内产妇尿量明显增加。产后女性雌激素及孕激素水平急剧下降，不哺乳产妇通常在产后 6~10 周月经复潮，在产后 10 周左右恢复排卵，哺乳产妇的月经复潮延迟，平均在产后 4~6 个月恢复排卵。

产后女性保健

从社会学和医学的角度来看，"坐月子"是协助产妇顺利度过人生生理和心理转折的关键时期，防止产后出血、感染等并发症发生，促进产后生理功能的恢复。

1. 饮食起居

产后女性身体虚弱，既要恢复自身的生理功能，同时还要哺乳，需要补充足够的热能和营养素，同时还要照顾尚未完全恢复的肠胃功能。因此建议产后进食清淡、易消化的食物，给予高蛋白、高维生素食物，注意增加蔬菜、水果、铁以及微量元素，少量多餐，忌烟酒、辛辣等刺激性食物。按照中国营养学会制定的哺乳期妇女膳食指南要求，建议哺乳期女性每天比孕前增加约 80~100 克的鱼、禽、蛋、瘦肉（每天总量为 220 克），必要时可部分用大豆及其制品替代；每天比孕前增饮 200 毫升的牛奶，使总奶量达到每日 400~500 毫升；每周吃一两次动物肝脏（总量达 85 克猪肝，或 40 克鸡肝）；至少每周摄入一次海鱼、海带、紫菜、贝类等海产品；多吃不同种类蔬菜水果，保证每天摄入蔬菜 500 克；采用加碘盐烹调食物。

产妇居室应清洁通风，日常衣着应宽大透气，保持身体清洁，避免遭受细菌感染。鼓励产妇产后早排尿，以防会阴伤口疼痛而出现尿潴留；因每天有恶露排出，要保持会阴部清洁，避免感染。

2. 合理作息，保持愉悦心情

产后女性经历体内激素的变化，情绪容易波动。面对新生儿，照顾起来难免手忙脚乱，家人应充分关心乳母，帮助其调整心态，舒缓压力。乳母应生活规律，每日保证 8 小时以上睡眠时间，如果夜间因为哺乳无法好好睡觉，可以在白天适当补充睡眠。

3. 适当产后康复锻炼

产后尽早适当运动，不但有利于体力恢复、排尿及排便，避免或减少栓塞性疾病的发生，还可促进恶露排出，加快盆底及腹肌张力恢复。经阴道自然分娩的产妇，产后 6~12 小时内即可起床轻微活动，产后两天开始做产褥期保健操；

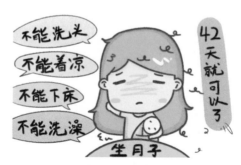

图 110　坐月子真有那么多禁忌吗

产后 6 周开始规律有氧运动，如散步、慢跑等；有氧运动从每天 15 分钟逐渐增加至每天 45 分钟，每周坚持四至五次。

4. 避免性生活及计划生育

女性的生殖器官经过妊娠和分娩的变化创伤，必须经过一段时间才能恢复正常，身体的全面恢复需要 56 天。正常分娩 56 天后，才能开始性生活，而且最好是月经恢复后再开始性生活。产钳及缝合术者，在伤口愈合、瘢痕形成后才能开始性生活；若是剖宫产，至少要等到三个月以后。若已恢复性生活，应采取避孕措施，哺乳者以工具避孕为宜，不哺乳者可选用药物避孕。

5. 产后常规检查

产妇应在产后 6 周至医院进行常规检查，包括全身检查及妇科检查。前者主要测量血压、脉搏，查血、尿常规，了解哺乳情况，若有内外科合并疾病或产科并发症，如产褥感染、晚产后出血、产褥期抑郁症，应由医生进行相应的检查评估治疗；后者主要由医生评估孕妇盆腔内生殖器是否已经恢复至非孕状态。

（张顺顺　张自妍）

妈妈到了更年期，浑身不舒服，
究竟该从哪里查起？

52 岁的程阿姨近半年来时常感觉有点心慌，胸闷，烦躁。最近程阿姨常常半夜会醒，出汗，醒了以后入睡困难；白天常觉得忽冷忽热，一会儿脱衣服，一会儿穿衣服，每天不断反复；脾气急躁，自己控制不住自己的情绪很想发火，有时又特别悲观和压抑，时常感觉困倦乏力，做什么都提不起兴趣。晚上经常腰酸背痛，脚抽筋，打喷嚏还有点漏尿，总之自从去年停经后，到了更年期，程阿姨感觉哪哪都不舒服，自己想到医院做一个全面的体检，但又不知道应该查哪些项目？

更年期女性身体变化

更年期，一般始于 40 岁左右，历时 10~20 年，是每个女性的必经阶段。这一时期，女性性腺功能从开始衰退直至完全丧失，往往被各种症状"前呼后拥"。在这一时期，由于女性性激素水平极速下降，会给身体带来一系列的不适，如月经紊乱、停经、燥热、面色潮红、出汗、心悸等自主神经功能紊乱症状，焦虑、抑郁、烦躁等精神神经症状，肥胖、糖脂代谢紊乱等代谢功能下降的症状，盆腔器官脱垂、尿失禁、慢性盆腔疼痛、性功能障碍、大便失禁等盆底功能障碍性疾病症状，以及腰酸背痛、四肢关节疼痛等骨量流失症状。

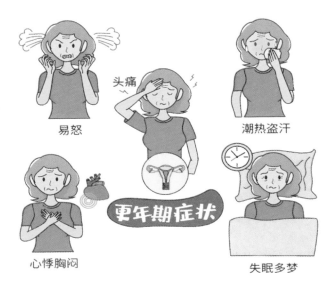

图 111 更年期女性的常见症状

更年期适合检查及评估项目

1. 更年期症状评估

用更年期症状评分量表（Kupperman 评分）对更年期女性进行症状评估（见表 18）。

表 18 更年期妇女症状评分量表（Kupperman 评分表）

症状	程度评分				症状指数
	0	1	2	3	
潮热出汗	无	＜3次/天	3~9次/天	≥10次/天	4
感觉异常	无	有时	经常有刺痛、麻木、耳鸣等	经常而且严重	2
失眠	无	有时	经常	经常而且严重，须服用安定类	2
忧郁	无	有时	经常	失去生活信心	2

症状	程度评分				症状指数
	0	1	2	3	
焦躁	无	有时	经常，能自控	经常，不能自控	1
眩晕	无	有时	经常，不影响生活	影响生活	1
疲倦	无	有时	经常	日常生活受限	1
肌肉、关节痛	无	有时	经常，不影响功能	功能障碍	1
头痛	无	有时	经常，能忍受	须服药	1
心悸	无	有时	经常，不影响工作	须治疗	1
皮肤蚁走感	无	有时	经常，能忍受	须治疗	1
性交痛	无	有时	经常	经常且严重	2
泌尿系症状	无	有时	经常	经常且严重	2

注：①症状评分：症状指数 * 程度评分。②各项症状评分相加之和为总分，总计分 0~63 分。③更年期综合征的病情程度评价标准：轻度为总分 ≤ 13 分；中度为总分 14~26 分；重度为总分 ≥ 27 分。

2. 女性相关肿瘤筛查

更年期是女性相关恶性肿瘤发生率高发时期。绝经后如果出现阴道流血，腹痛，腹部包块等，须警惕宫颈癌，子宫内膜癌。如自检发现不明原因的乳腺肿块，或有乳腺肿瘤家族史，长期口服激素或避孕药等女性要警惕乳腺癌的筛查（见表 19）。

更年期女性也应该进行其他肿瘤，如消化道肿瘤、肺癌、甲状腺癌等相关肿瘤的早期筛查（见表 19）。

3. 骨健康评估

更年期雌激素水平下降是导致骨量流失最快的时期之一，及时评估筛查锁住骨流失，对中老年期预防骨折至关重要。主要包括每年一次的骨密度检测（双能 X 线吸收法、定量 CT 等），骨代谢标志物了解骨重建的动态变化（成骨和破骨代谢的情况，是否缺少维生素 D 和钙等），骨关节影像学检查了解骨关节的退化程度，为后续

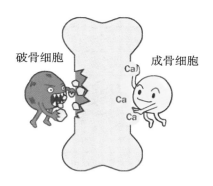

破骨细胞　　　　　　　　成骨细胞

图 112　成骨细胞和破骨细胞

诊疗提供依据（见表 19）。

4. 心脑血管病评估

更年期雌激素下降，导致血管脆性增加，血管内皮老化受损，雌激素对血管的保护作用减弱。绝经后 10~15 年，心血管疾病的风险显著升高。因此需要全面评估心血管的功能和风险。特别对于有心脑血管疾病家族史，合并高危因素的更年期女性如抽烟，喝酒，糖尿病 / 糖尿病前期，高血压，肥胖等人群，更要深入评估心脑血管风险。

5. 女性泌尿生殖系统评估

（1）盆底功能障碍疾病：更年期女性还会发生非常尴尬的事情，譬如咳嗽、喷嚏、大笑、提重物时不由自主地漏尿，羞于启齿的性生活不满意，盆腔脏器脱垂症状逐渐明显。这很可能是盆底功能障碍，需要进行盆底功能评估，及时专科治疗，解决羞于启齿的尴尬（见表 19）。

（2）绝经泌尿生殖综合征：更年期女性另一个常见的问题就是，尿急、尿频、尿痛和反复泌尿系统感染等泌尿道症状，还有外阴阴道疼痛、瘙痒、干涩等生殖道症状，这其实是绝经泌尿生殖综合征，可进行相关的检查，及时治疗（见表 19）。

表 19 更年期女性体检筛查项目

评估项目		实验室检查	影像	其他
妇科肿瘤筛查	宫颈癌	CEA，SCC 等肿瘤标志物	子宫盆腔 B 超	高危型人乳头瘤病毒（HPV），宫颈液基细胞学涂片，宫颈活检
	子宫内膜癌	CA199，CA125，CEA 等肿瘤标志物	子宫盆腔 B 超，盆腔 CT/MRI	分段诊刮
	卵巢癌	CA199，CA125，HE4 等肿瘤标志物，BRCA1，BRCA2 等基因检测	子宫盆腔 B 超，盆腔 CT/MRI	阴道脱落细胞学检查
乳腺肿瘤筛查		CA153 等肿瘤标志物，BRCA1，BRCA2 等基因检测	乳腺 B 超钼靶、磁共振	穿刺活检
消化道肿瘤		CEA，AFP，CA12-5，CA19-9，CA15-3，CA72-4，肠癌甲基化 Septin9 等	腹部 B 超，腹部 CT/MRI	胃肠镜，胶囊胃镜，肝穿刺等
肺癌		CEA，NSE，Cyfra21-1，SCCA，proGRP，7 种自身抗体	肺 CT	活检，痰涂片等
甲状腺癌		降钙素 CT，CEA，甲状腺激素及抗体等	颈部 B 超，CT	细针穿刺检查 FNA
骨健康评估		骨代谢（25 羟基维生素 D，骨钙素，甲状旁腺素，β-CTX，PINP），血钙，血磷等	骨密度（DXA，QCT，pQCT）X 线、CT/MRI，肌量检测（BIA/DXA）	SPPB，小腿围等
心脑血管病评估		心肌酶、凝血、血糖、血脂、性激素等	心超、颈部和四肢血管超声、冠脉 CT、脑血管 MRI 等	血管弹性检测 PWV/ABI、心功能分级量表及血压、BMI 等
女性泌尿生殖系统评估	盆底功能障碍疾病	性激素、尿常规、尿常规、尿培养、阴道分泌物检查等	盆底三维超声、盆底 CT，MRI	盆底生物力学检查、盆底电生理、盆底器官脱垂定量分度法（POP-Q），X 线下盆腔器官造影术等
	绝经泌尿生殖综合征	性激素、尿常规、阴道微生态等	妇科超声，泌尿系统超声	白带常规，妇科检查

（陆瑶　洪维）

"易燃易爆"的妈妈，如何平稳度过更年期?

53 岁的谢阿姨随着更年期的到来脾气越来越差，稍有不顺心就会克制不住脾气，发火唠叨，喜怒无常，晚上睡眠也不好，经常潮热盗汗，自己也老觉得浑身难受，没有一天是舒服的，不是肩腰痛就是后背酸，老是担心自己得了癌症，连家里儿子都在说：老妈现在就像个"易燃易爆"的炸药包，越来越"作"了。怎么才能帮助更年期的妈妈们顺利度过这个难熬的时期呢?

更年期对女性来说，是从女性生育期过渡到老年期的特殊生理阶段，是卵巢功能从旺盛状态逐渐衰退到完全消失的一个过渡时期，由于激素水平的变化，这段时间内妇女的身体及精神上发生巨大的变化，会出现如潮热出汗、睡眠障碍、情绪异常、记忆力减退等一系列症状，同时会有血压血脂的变化、骨质疏松、新陈代谢障碍、皮肤关节衰老、胃肠不适、尿频尿失禁等生理方面的改变。如何平稳健康地度过更年期是每个女性都很关注的问题。

吃对吃好保持健康

在饮食方面，要注意合理膳食，保证多种营养素的均衡摄入：主食适量，食物种类多样化，多进食蔬菜水果，常食用蛋奶大豆类食品，适量摄入畜禽肉类食物，以鱼和禽肉为首选，适量摄入坚果，每日 15 克以内，原味最佳。粗细搭配，比例在 2：3 或 1：2 左右，粗粮比例过高会损伤肠胃，影响营养吸收。戒烟限酒，少油、少盐、控糖，清淡饮食，吃动平衡，维持适宜体重。

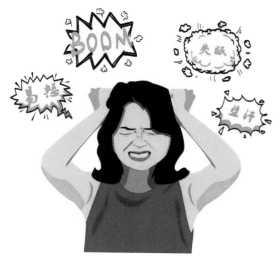

图 113　女性更年期常见症状

合理运动平稳过渡

适当地运动有助缓解更年期症状，改善和提高各器官系统功能及免疫力，保持身心健康。日常运动要持之以恒，循序渐进，初期宁少勿多，宁慢勿快，逐渐递增。推荐每周三次有氧运动，每次 30 分钟，45~60 分钟更佳，两次无氧运动，每次 15 分钟，有生育史的女性应更加关注盆底肌力和核心肌群的锻炼，合并高血压的女性在无氧运动时尽量避免屏气动作。运动时间以早晨和傍晚为佳，进食后应休息 1~2 小时再进行锻炼，运动前后要做好准备活动和整理活动，防止运动损伤，身体不适或体力不支时，不能强行锻炼，可减量或暂停，科学运动，平稳度过更年期。

缓解心灵的不安

在心理健康方面，由于性激素波动或降低可导致自主神经功能紊乱，出现焦虑、抑郁等心理健康问题：抑郁者多有情绪低落、自我评价低、食欲不振等；焦虑者有情绪暴躁、易激动、失眠等。日常形成良好的生活习惯，合理膳食，营养充足，坚持运动，有利于缓解抑郁情绪，也能起到减轻压力，改善情绪的作用；另外听一些舒缓的音乐、放松意念疗法、全身肌肉放松训练等也对缓解症状有良性作用；同时家人的陪伴和安慰，良好家庭氛围更是顺利度过更年期的保障。如果这些都还不能缓解症状的话，一定要及时去医院进行相关量表评估，在专业医生的指导下进行心理治疗及药物治疗。

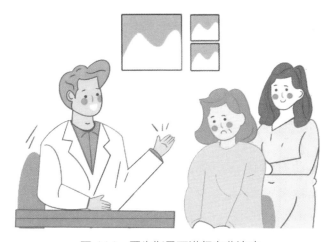

图 114　医生指导下进行专业治疗

健康的生活方式是未来生活质量的保障

除了上面说到的饮食、运动、心理疏导以外，还要注意控烟、限酒，同时保护好自己的眼耳口的生理功能，这是未来生活质量的保障。更年期出现老花眼是衰老的信号，注意多眨眼转动眼球，看电子产品时间不宜过长。科学用耳，保护听力，注意微量元素摄入，保证充足睡眠，预防听力减退，控制个人音频设备的使用频度、强度和时间，避免处于强噪声环境。保持口腔健康，随着骨骼中钙质流失，牙槽骨会出现疏松萎缩，牙龈退缩、牙根暴露等症状，要早晚刷牙，餐后漱口，睡觉前喝水，晨醒后可进行"叩齿"，锻炼并按摩牙龈，防止牙龈萎缩。每年看牙科医生，进行牙齿洁治，保持牙齿稳固。

定期体检预防疾病

更重要的是更年期女性应注重进行定期的体检，全面地健康检查能够评估身体的健康水平，指导健康的生活方式，早期发现各个器官系统的器质性疾病，达到早诊断、早治疗的目的。科学规范的药物治疗可以缓解更年期症状，改善健康状况和提高生活质量，通过健康体检也有助于筛选评估需要绝经期激素治疗的适宜人群，帮助医生评估治疗的获益和风险，以及调整治疗方案。

（俞丽雅）

老年人健康管理

总是生病的爷爷，该如何正确评估
自己的状态来预防疾病？

人口老龄化是 21 世纪人类共同面临的重大挑战，构建养老、孝老、敬老政策体系和社会环境，推进医养结合，加快老龄事业和产业发展是党和国家积极应对人口老龄化的重要战略安排。随着年

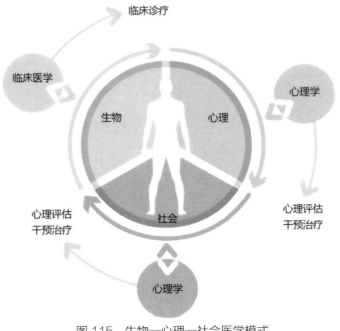

图 115　生物—心理—社会医学模式

龄的增长和衰老的发生，老年人各种生理功能逐渐下降，老年人常伴有多种慢性疾病，加之身体机能的衰弱，造成不同程度的功能丧失，严重影响生活质量。由于老年人身心状况的复杂性和生物医学模式向生物心理—社会—环境医学模式的转变，在老年人的医疗卫生服务中需要对老年人进行综合评估。临床上需从躯体情况、功能状态、心理健康和社会环境等多层面对老年患者进行全面综合地评估，进而做出恰当的干预。

究竟什么是老年综合评估？

老年综合评估，国外简称 CGA（comprehensive geriatric assessment，CGA），台湾学者译为"周全性的老年评估"。它是一种多维度跨学科的诊断过程，用以确定老年脆弱群体的医学、心理学、社会学、功能状态、生存环境与生活质量等方面所具有的能力和存在的问题，以便制定完善的预防保健、疾病诊治、康复护理、长期照料与临终关怀等措施，更好地为老年人提供优质、高效的服务。简言之，CGA 就是依据生物—心理—社会环境的医学模式，对老年人作出健康状况和患病情况的综合评价，具体包括对老年人的一般医学评估、躯体功能评估、精神心理评估、社会经济评估、环境评估和生活质量评估等。

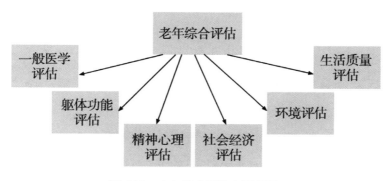

图 116　老年综合评估主要项目

老年综合评估究竟包含哪些评估内容？

1. 老年一般医学评估中的评估内容

即常规的疾病诊断过程，包括采集病史、体格检查和各种电生理学检查、实验室检查与影像学检查等。老年患者往往多病共存，表现出多种老年综合征或多种老年问题，有时甚至导致多系统功能障碍或多脏器的衰竭，这些都为老年病的诊治带来较大困难。对于需要手术治疗的患者，更需要对老年人的身体状况作出详尽的围手术期评估。如果患者有认知功能损害或语言功能障碍，病史的采集可能是一个难题，需要通过患者的亲属、朋友或者护工的帮助来完成。用药史应包括饮酒量、非处方用药和辅助用药等。

2. 老年躯体功能评估中的评估内容

包括日常生活能力（ADL）、营养状况、平衡与步态、运动功能（如上下肢功能、关节活动度和肌力）、感觉功能（如视力、听力、疼痛）、皮肤危险因子和吞咽功能等的评估。ADL 评估可分为基本能力评估和器具操作能力评估两种，前者包括对患者洗漱、穿衣、移位、如厕、大小便控制、平地走动、上下楼梯和自行吃饭等能力的评估；后者包括对患者独立服药、处理财物、操持家务、购物、使用公共交通工具和电话等能力的评估。其他评估都对 ADL 评估具有重要的辅助作用，其中运动功能的评估在老年康复中又具有极其重要的意义。

3. 老年精神心理评估中的评估内容

包括老年认知功能、言语功能、情绪情感、人格、压力、自我概念和心理障碍等方面的评估。认知功能评估是老年精神心理评估的重点，痴呆、谵妄、抑郁、合作不佳、受教育水平低、语言障碍和精神不集中等都可影响老年认知功能的评估。有效筛查认知功能障碍的工具有画钟试验（CDT）和简易智能评估量表（MMSE）等。

CDT 是对认知功能迅速而敏感的测试方法，要求患者画一个包括所有时点的钟面，然后在上面用箭头标出一个具体的时间，例如 3∶30 或 11∶45 等。MMSE 是一个众所周知的筛查认知功能状况的工具，包括对时间定向、地点定向、计算力、注意力、回忆力和语言能力等的测试，虽然费时较长但可通过得分获得特定分数段所代表的认知功能的受损情况。

4. 老年社会与经济评估中的评估内容

包括老年社会支持系统、角色和角色适应、社会服务的利用、特殊需要、文化、经济状况、医疗保险、人际关系、照顾人员、老年虐待和社会心理问题等方面的评估。对于那些虚弱的老年人，尤其是依赖性强的老年人，应该给予尽可能详细的评估，因为他们可能受虐待或被忽视。在适当时机还应对患者的个人价值观、精神寄托和临终护理愿望（如遗嘱）等问题进行评估；在任何情况下，患者的文化和宗教信仰问题都应该受到尊重。

5. 老年环境健康评估中的评估内容

包括对老年居住环境（即躯体所处环境，如楼梯、噪声、走廊、窗户、地板、桌椅等）、社会环境（如人际互动、隐私、社会隔绝、拥挤、交通、购物等）、精神环境（即心理所处的环境，如喜好、记忆、反应、图形、敏感刺激物）和文化环境（如传统、价值、标准、图腾象征）等的评估。在此项评估中，老年人的居家安全评估最为重要，因为它对预防老年人的跌倒和其他意外事件的发生具有极其重要的意义。

6. 老年生活质量评估中的评估内容

随着人们生活水平的提高、健康状况的改善、疾病谱的改变、人口老龄化程度的加重以及人们对健康需求的增加，老年人生活质量的问题日益受到重视。常用的老年生活质量评估方法有访谈法、观察法、主观报告法、症状定式检查法和标准化的量表评定法等，该项评估对衡量老年人的幸福度具有一定的意义，国际上有许多生活质量的评定量表，也有相应的应用软件可被使用。

7. 常见老年综合征或问题的评估内容

常见的老年综合征有跌倒、痴呆、尿失禁、晕厥、谵妄、抑郁、疼痛、失眠、帕金森综合征和多重用药等，常见的老年问题有骨质疏松、压疮、便秘、深静脉血栓、肺栓塞、吸入性肺炎、营养不良、长期照料、临终关怀和肢体残疾等。对上述综合征或问题的评估，主要是对其患病危险因素和疾病的严重程度等进行评估，以便制定适宜的预防和干预措施，尽可能维持老年人的独立生活能力和提高他们的生存质量。

8. 其他评估项目

主要包括老年人失望的评估、物质（如酒精、烟草、药物和保健品）使用与滥用的评估等。

老年综合评估技术的应用有哪些意义？

老年综合评估方法的正确应用，不仅对医疗服务机构、社会保障部门、社会工作者和老年医护人员有益，而且对老年病患者及其家庭成员也有很多的好处。对医疗服务机构来说，它能减少患者对医院医疗资源的占用，为患者选择最佳的治疗或个案管理方案，如为濒死者或多病共存者制定正确的管理方案；对医护人员来说，提高对老年疾病诊断的正确性，随时监测老年患者疾病的临床变化，及时了解和掌握老年患者的功能状态，指导康复方案的确定，适时进行康复效果评价；对老年患者来说，充分了解自身的健康状况，避免无意损伤，增强自身的健康管理意识。

（黄一沁）

父母上了年纪，容易劳累，记忆衰退，怎么办?

衰弱是导致老年人机能下降和死亡的主要因素。衰弱最初定义为：老年人生理储备下降导致机体易损性增加、抗应激能力减退的非特异性临床状态。根据 Fried 衰弱表型评估方法（评估的五个方面包括疲劳、体力下降、步速下降、基础疾病、体重下降）可将老年人区分为健康、衰弱前期、衰弱老年人。

我们先来看一例社区服务衰弱老年人的案例。74 岁的孙先生患有高血压、冠心病等长期慢性疾病，孙先生的妻子也由于腰椎间盘突出症手术，身体较为虚弱，行动不便。近期家中出现房屋漏水现象，并逐步蔓延扩大，夫妻二人十分焦虑，出现了失眠、食欲下降等一系列问题。夫妻居住地的周围多为租户，流动性大，与邻居基本没有交往，而退休后二人与同事之间也住得远，所以平时生活中来往的朋友也较少，夫妻二人也曾尝试寻找社区工作站协助解决问题，但都没有结果。

上述案例中，夫妻二人便有很大的衰弱风险，工欲善其事必先利其器，找准靶点才能有的放矢。造成衰弱的危险因素有很多，年龄的增长被认为是衰弱的独立危险因素，这与年龄增长所带来的身体机能的下降和储备功能减退有关。女性是衰弱的易感人群，而绝经后女性由于雌激素的"退潮"造成肌肉力量减少等，会导致女性衰弱发病率升高。同时，遗传也是衰弱的一个重要因素。

看完前一段描述，朋友们会提出疑问，年龄增长是没办法的呀，衰弱就这么不可避免吗？没错，衰弱是一个我们作为人类无法避免的临床状态，但是请不要灰心，除了年龄、性别等不可控因素外，还有我们可以改变的可控因素。

那么我们自己怎么发觉自己有衰弱的风险呢？

作为拥有丰富老年疾病治疗和保健方面经验的上海华东医院，更是推出了自己的衰弱网站：www.shuairuo.com.cn，专门为老年朋友提供了一个便捷的老年评估问卷系统。我们可以登录网站，进行衰弱评分，当出现问题的时候，程序会提示你可能出现了一些需要让医师帮助你进行评估的情况。

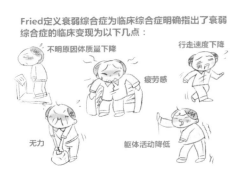

图 117　老年人变弱的自我评价

同时我们也推出拥有自身特色的更精确的 CFSS-10 评分表（见表 20），老年朋友可以在子女或年轻朋友的协助下完成评分，为了解自身衰弱情况增加参考信息。

表 20　CFSS-10 评分表

题目	选项	
1. 你有没有患五种及以上的慢性疾病［高血压、糖尿病、中风、脑梗死、脑出血、缺血性心脏病、慢性肺病、肿瘤 / 癌症（轻度皮肤癌除外）、充血性心力衰竭、心绞痛、哮喘、关节炎、肾脏疾病、肝硬化等慢性肝病、胃肠疾病、帕金森、肌肉骨骼疾病］	1. 有	0. 没有
2. 最近一个月，你有没有经常感觉到疲倦（累、没力气、乏力、精疲力竭）	1. 有	0. 没有
3. 最近三个月，你的进食量有没有减少（由于食欲减退、消化不良、牙口不好或吞咽困难）	1. 有	0. 没有
4. 您的生活有没有因为视力（不包括因佩戴眼镜）问题而受到影响	1. 有	0. 没有
5. 您的生活有没有因为听力（不包括因佩戴助听器）问题而受到影响	1. 有	0. 没有
6. 如果没有中途休息或没有任何辅助工具的帮助下，爬上十级台阶或一层楼，你觉得有没有困难	1. 有	0. 没有
7. 过去一周，你有没有过连续行走 10 分钟或 400 米	1. 有	0. 没有
8. 最近一个月，你有没有经常走神或者难以集中注意力	1. 有	0. 没有
9. 最近一个月，你有没有经常搞错日期，或者迷路	1. 有	0. 没有
10. 最近一个月，你有没有做什么事情都不感兴趣	1. 有	0. 没有

注：第 7 题为"肯定"回答得 0 分，"否定"回答得 1 分；其余题"肯定"回答得 1 分，"否定"回答得 0 分。得分 0~10 分，0 分为非衰弱，1~4 分为衰弱前期，5 分及以上为衰弱。

衰弱预防的五大抓手

"活"　保证良好的生活方式，我国传统医学《黄帝内经》曾提到"调和阴阳、起居有节"，对不良生活方式的及时干预是预防衰弱的基本措施。保证规律的生活起居、合理的饮食，注意保持良好的卫生习惯、维持口腔健康、戒烟限酒。

"医"　对于还有基础疾病或者自我感觉不适的中老年人，都应该积极到综合性医院进行自身的衰弱评估和评级，进行客观全面的衰弱评估可以及时察觉我们身体可能出现的问题，并进一步提出干预措施。对于在院患者来讲，医院方面有以护士为主导的衰弱管理小组，有康复科可以提供躯体活动不良的恢复运动和保养，有营养科为患者提供专业的个性化营养支持。而对于居家老人来说，定期体检、积极治疗原发病，不随便改药换药、积极参与医院或社区开展的认知功能训练依然是减缓步入衰弱的重要手段。

"心" 当我们开始感觉到自身身体机能慢慢衰退的时候，会发觉自身心理也会发生一系列的变化：我们会害怕自己原来能做的事现在不能做，我们怕别人看到这种衰退，甚至会进一步导致焦虑、失眠等种种影响我们生活的行为出现。中老年朋友们这时要及时寻求社区卫生服务中心或者专业心理医生的帮助，要积极参与各种社会活动，现在社会上也开始不断涌现提供康复治疗、进而提高肌肉表现的机构，要学会转变，保证心理健康，保持对未来的积极看法。

"动" 运动锻炼对于预防衰弱的重要程度不言而喻，运动可以改善躯体功能、提高生活自理能力、生活质量，以及对受伤和跌倒等事件的抵抗力，可以有效预防衰弱的发生。运动包括散步等强度较小的活动，专家给出具体的建议：①建议将散步等有氧运动贯穿一周的始终，或者每周至少三天，每次运动超过 20 分钟（两周后可增加至 30 分钟）；②抗阻训练：生活中的推、拉、拽、举、压等动作，如下蹲、推墙等；建议每周至少两天进行肌肉强化运动，要求涉及所有主要肌群；逐渐增加至 2~3 组，每组 8~12 次重复；③柔韧性训练：包括动力性和慢动作拉伸、静力性拉伸、瑜伽等，建议每周两天，每次运动超过 10 分钟；④平衡训练：包括倒退走、足尖行走、坐姿站立等，建议每周训练大于三天，共计 90 分钟以上，尤其是跌倒高危老年患者应强调平衡训练。

"食" 营养干预是预防老年人衰弱的重要手段之一，老年人饮食上保证充足的能量供给，并补充充足蛋白质。对于有心血管疾病的患者，食物要多样化，粗细搭配，提倡低脂肪、低饱和脂肪饮食；有糖尿病的中老年朋友应该进食高膳食纤维、低升糖指数的食物，能量供应仍优先选择碳水化合物；而对于有肌少症的患者应该加强蛋白质的摄入。

希望通过医、食、心、动、活五大方面为老年朋友衰弱的预防提供帮助，增强预防老年衰弱的意识。

（黄一沁）

人老腿先老，如何让老人腰板挺，腿脚利？

汪爷爷 70 多岁了，高高瘦瘦，思路清晰，平时接送孙子上下课，中午自己骑自行车去帮老伴买菜。闲暇时，一直活跃于老年合唱团当中。汪爷爷有糖尿病多年，一直严格控制饮食，平时荤菜和主食吃得很少，血糖控制得很好。去年冬天，汪爷爷在家洗澡时，不慎在浴室滑倒，去医院一查发现，他左侧股骨颈骨折了，要手术治疗。接诊医生发现他有严重的骨质疏松，骨密度只有同龄人的 60%，还有全身肌肉的减少、低蛋白血症等诸多合并症。经过手术和术后三个月漫长的康复治疗，汪爷爷终于恢复得可以慢慢走路，但整个人的状态大不如前，人瘦了 20 多斤，总觉得两条腿没劲，现在上下一层楼梯也要拐杖辅助，在家里还需要老伴照顾日常生活，更不要说去接送孙子，令他十分苦恼。

骨健康的维护与管理

树老根先枯，人老腿先老，随着年龄的增加，骨骼流失，关节老化，肌肉量减少，增龄相关的骨质疏松，骨关节炎和肌少症的风险也随之增加，由此引起的跌倒和骨折风险增加。最后，老年人不得不住院手术，导致了肌肉萎缩和骨骼流失加快，躯体失能，进一步增加了跌倒骨折的风险，形成了一个恶性的循环，最终导致老年人的死亡率和致残率大大提高。因此，维护骨健康，就是要打破这个循环。

老年人的骨健康应该做哪些评估？

主要包括对骨骼、关节和肌肉的综合评估。包括危险因素的评估、实验室和影像学的检查（见表 21、22）。

表 21　危险因素评估表

	检查项目	检查意义
骨质疏松检查		
问卷筛查	IOF 一分钟测试	筛查骨质疏松风险
	FRAX 评分	评估骨质疏松患者骨折风险
影像学检查	双能 X 射线（DXA）	-1.0~-2.5 属于低骨量，≤ -2.5 为骨质疏松
	脊柱 X 线	根据 Genant 分级评估骨质疏松性椎体骨折
	定量 CT（QCT）	80~120 毫克 / 立方米属于低骨量，≤ 80 毫克 / 立方米为骨质疏松
实验室检查	骨代谢标志物	评估骨形成和骨吸收情况
骨关节炎检查		
临床表现	关节活动受限、畸形、晨僵、摩擦感等，VAS 疼痛评分	评估骨关节炎临床诊断
影像学检查	X 线	KL 分级评估关节炎的严重程度
	MRI/CT	早期诊断和鉴别诊断，还可评估关节软骨，半月板等周围组织损伤
	超声	用于早期诊断、小关节评估及骨关节炎相关滑膜炎的评价
肌少症检查		
问卷及初级筛查	SARC-F 问卷、小腿围	用于临床肌少症筛查
肌力测试	握力、椅子站起测试	用于评估患者肌力
肌量检查	生物电阻抗分析法（BIA）	用于评估总肌量（SMM）和四肢骨骼肌肌量（ASMM）
	双能 X 射线（DXA）	诊断阈值为：男性＜7.0 千克 / 平方米，女性＜5.4 千克 / 平方米
肌功能测试	步行速度	≤ 1 米 / 秒为阳性
	简易体能状况（SPBB）量表	≤ 9 分为阳性

表 22 国际骨质疏松基金会（IOF）骨质疏松症风险一分钟测试题

	编号	问题	回答
不可控因素	1	父母曾被诊断有骨质疏松或曾在轻摔后骨折	是□否□
	2	父母 一人有驼背	是□否□
	3	实际年龄超过 40 岁	是□否□
	4	是否成年后因为轻摔后发生骨折	是□否□
	5	是否经常摔倒（去年超过一次），或因为身体较虚弱而担心摔倒	是□否□
	6	40 岁后的身高是否减少超过 3 厘米	是□否□
	7	是否体质量过轻？（BMI 值少于 19 千克／平方米）	是□否□
	8	是否曾服用类固醇激素（例如可的松，泼尼松）连续超过三个月？（可的松通常用于治疗哮喘，类风湿关节炎和某些炎性疾病）	是□否□
	9	是否患有类风湿关节炎	是□否□
	10	是否被诊断出有甲状腺功能亢进或是甲状腺功能减退，1 型糖尿病、克罗恩病或乳糜泻等胃肠疾病或营养不良	是□否□
生活方式（可控因素）	11	女士回答：是否在 45 岁或以前就停经	是□否□
	12	女士回答：除了怀孕、绝经或子宫切除外，是否曾停经超过 12 个月	是□否□
	13	女士回答：是否在 50 岁前切除卵巢又没有服用雌／孕激素补充剂	是□否□
	14	男性回答：是否出现过阳痿、性欲减退或其他雄激素过低的相关症状	是□否□
	15	是否经常大量饮酒（饮用超过两单位的乙醇，相当于啤酒 1 斤、葡萄酒 3 两或烈性酒 1 两）	是□否□
	16	目前习惯吸烟，或曾经吸烟	是□否□
	17	每天运动量少于 30 分钟（包括做家务、走路和跑步等）	是□否□
	18	是否不能食用乳制品，又没有服用钙片	是□否□
	19	每天从事户外活动时间是否少于 10 分钟，有没有服用维生素 D	是□否□
结果判断		上述问题，只要其中有一题回答结果为"是"，即为阳性，提示存在骨质疏松症的风险，并建议进行骨密度检查或 FRAX 风险评估	

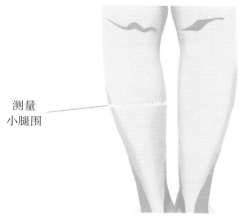

测量
小腿围

图118 小腿围

老年人日常生活如何维护骨健康?

1. 加强营养

加强营养是维持骨健康的一环。"钙是骨骼的基石,和维生素 D,维生素 K 组成黄金三角"。乳制品、绿色蔬菜、豆制品和坚果等是很好的饮食钙来源。晒太阳是维生素 D 的主要来源,每天上午 9:00 到下午 2:00 暴露皮肤晒 20~30 分钟,可以有效补充一天所需的维生素 D。蛋白质对老年人骨骼和肌肉的健康也非常重要。老年蛋白质平均摄入量要达到每日每千克体重 1.0~1.2 克。每餐尽量做到富含钙和优质蛋白质的食物,并且保持食物的多样性。各种维生素都需要在多样化的饮食当中补充。如果饮食很难达到每日所需的钙以及维生素 D 的需求,可以使用钙和维生素 D 的药片来补充。每天单次钙摄入量 500 毫克为最佳剂量(见表 23、24)。

表 23　中国营养学会膳食钙参考摄入量

年龄段	膳食钙参考摄入量（毫克/天）
<6 月	200
7~12 月	250
1~3 岁	600
4~6 岁	800
7~10 岁	1 000
11~13 岁	1 200
14~17 岁	1 000
18~49 岁	800
>50 岁	1 000
孕早期	800
孕中晚期、哺乳期	1 000

（引自中国居民膳食营养素参考摄入量速查手册，中国标准出版社，2014）

表 24　中国营养学会膳食维生素 D 参考摄入量

年龄段	维生素 D 推荐摄入量（IU/天）
<65 岁	400
≥ 65 岁	600
孕期、哺乳期	400

（引自中国居民膳食营养素参考摄入量速查手册，中国标准出版社，2014）

2. 控制体重

肥胖是骨关节炎的高危因素，减轻体重可以减轻关节的负担，缓解疼痛并减缓骨关节的进展；同时，过低的体重也是骨质疏松和肌少症的危险因素，对于体重较轻的人来说，适当增强营养，加强锻炼和增加体重有助于减少骨质疏松和肌少症的风险。因此，将体质指数 BMI 控制在 21~23.9 之间，有利于老年人保持骨健康。

3. 合适锻炼

肌肉和骨骼会随着锻炼而变得更强健，尤其是抗阻力运动，非常适合老年人强骨增肌。锻炼还能够增强平衡能力，减少跌倒的风险。对于老年人来说锻炼要遵守"量力而行，循序渐进，持之以恒"。走路、太极拳和广场舞都对骨骼肌肉有益处。游泳或水中踏步对骨关节有益处。每天锻炼 30 分钟，一周锻炼 4 天以上就能获得良好的效果。在室外活动的同时，日光的照射也可帮助人体生成维生素 D。

4. 预防跌倒

预防跌倒可以从居家环境入手，最好要确保家中没有导致摔倒的隐患。例如，做好防滑，整理电线，充分照明等。同样，做好自身的防跌倒也是重要的一环。定期检查双眼，并让医生核实所用药物是否可能引起头晕或增加跌倒风险，这样就可以将跌倒的风险降到最低。

5. 缓解疼痛

很多骨关节患者和发生骨折的骨质疏松患者都有疼痛的症状。疼痛不仅影响了生活质量，也降低了活动的意愿，这反过来又加速了肌肉萎缩和骨质流失。因此，要根据个人情况选择合适的方案来缓解疼痛。在疼痛最严重时休息几分钟，保证充分的身体活动，使用拐杖、助行器来减轻关节负担，冷敷热敷都能缓解疼痛。如果这些方法效果不佳，不要强行忍耐，最好去医院就诊，和医护人员一起寻找最合适的止痛方法。

奶奶的脑子里有块橡皮擦？
老年痴呆早期如何识别？

　　邻居王奶奶退休前是名教师，平时走进走出特别爱和邻居嘘寒问暖聊些家长里短，哪家有困难她也总是会伸出援手，在大家的心里她一直是个热心的好邻居。上个月王奶奶刚过完 80 岁生日，这几天家里人说她脾气变得有点古怪，走进走出也不爱跟大家打招呼了，邻居见到她跟她说话也变得爱理不理了，有时候说话前言不搭后语，直到有一天王奶奶一早出门找不到回家的路，被好心的民警送回来，家属这才意识到问题的重要性，去医院做了个全面的检查，才知道原来王奶奶患上了阿尔茨海默病。

什么是老年痴呆？

　　老年痴呆，顾名思义是发生在老年时期的痴呆，是一种中枢神经系统退行性疾病，目前无法治愈，致残率高，病死率高。主要表现为记忆力下降，日常生活能力减退，还可能伴有精神疾病和运动功能障碍，严重影响老人的生活质量。老年痴呆主要类型分三种，最常见是阿尔茨海默病（俗称"老年性痴呆"），约占总病例的 50%~60%；其次是血管性痴呆，约占总病例的 15%~20%，余下的称混合性痴呆。引起痴呆的病因很多，高血压、高血脂、糖尿病都会导致脑动脉硬化，致使脑组织供血不足、脑萎缩，出现脑功能减退，阿尔茨海默病作为老年痴呆的一种常见类型，患病大脑会出现脑皮质萎缩、脑室扩大、海马严重萎缩，病理切片显示脑实质内形成大量的淀粉样斑块，神经元细胞大量死亡。

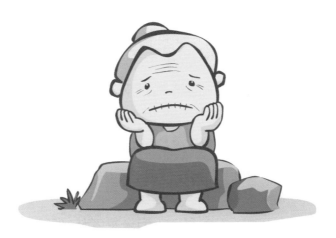

图 119　我什么也记不起来了

如何知晓家里老人是否患了老年痴呆？

阿尔茨海默病在我国 65 岁以上人群中的发病率是 5%，每增加 10 岁，发病率就增加 5%，也就是说 85 岁的人群中，每 2~3 个就有一个阿尔茨海默病患者。因起病隐匿，发展缓慢，最早期往往是以逐渐加重的健忘开始，如果不注意，通常不容易发现。如果家中的老年人出现以下六个征兆，则要引起家属的注意，应带老人到医院去做全面的检查。

（1）记忆障碍：表现为"丢三落四""说完就忘"，反复提问相同的问题或反复述说相同的事情。

（2）语言障碍：反复重复一句话或反复说同一件事情，语言用词贫乏空洞，或由于找词困难而用过多的解释来表达，终成唠唠叨叨。

（3）视觉空间技能障碍：记不清家庭住址，常在自己家附近迷路。

（4）书写困难：因书写困难而导致写出的内容词不达意，如写信不能写清含义，这常常是引起家属注意的首发症状，特别是一些文化修养较好的中老年人。

（5）失认和失用：比如打麻将时候突然不认识面前的牌了，或者本来很擅长的织毛衣现在突然不会了。

（6）计算障碍：常在老年痴呆中期出现，但在早期即可能有所表现，如购物时不会算账或算错账。

如果怀疑家里老人患有阿尔茨海默病，可通过"画个钟表"来简单测试一下，即要求老人在十分钟内：①画出闭锁的表盘；②将数字写在正确位置；③表盘上12个数字正确；④将指针安置在正确位置。每个要求做对了各得一分，得到3到4分表明认知水平正常，0到2分则表明认知水平下降。有资料显示，画钟测试老年痴呆的准确率达80%~90%，已广泛应用于痴呆患者认知功能损害的筛查。

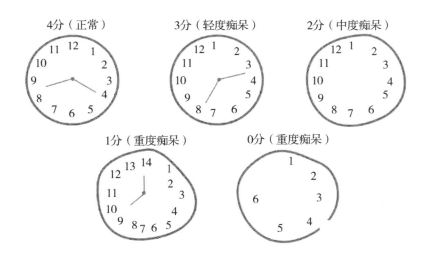

图120 钟表测试

确诊老年痴呆症需要进行哪些检查?

（1）认知量表检查：认知量表可以评估记忆功能、注意力、知觉、语言能力，能够对老年痴呆的确诊起到有利作用，临床上常用的检查工具表有认知功能筛查（简易智能精神状态检查量表或蒙特利尔认知评估量表）、生活能力评估、痴呆严重程度评估、认知功能的总体评估，以及专门针对某个特定认知维度的评估，如记忆力评估（霍普金斯词语学习测验修订版）、语言能力评估（波士顿命名测验）、注意力/工作记忆评估（数字广度测验）、视觉空间能力评估（画钟测验）、执行功能评估（连线测验）等。

（2）基因检查：如果具有家族遗传史，可以使用基因检测的方法对老年痴呆疾病进行确诊。一般可以通过早老素1、早老素2基因变异分析，淀粉样前体蛋白基因突变等方式检测。

（3）影像学检查：该项检查对老年痴呆的检查也有一定的帮助，推荐磁共振成像（包括海马相）除外脑血管病变及明确脑萎缩程度，亦可考虑通过氟脱氧葡萄糖—正电子发射断层成像反映大脑不同部位的代谢水平。

（4）实验室检查：除常规生化项目（应包括同型半胱氨酸）外，还应重点排除甲状腺功能异常、维生素 B_{12} 及叶酸缺乏、贫血、神经梅毒等可能会影响认知功能的躯体疾病。

（5）阿尔茨海默病生物标志物检查：正电子发射断层成像扫描显示 β 淀粉样蛋白或 Tau 成像阳性。脑脊液中 β 淀粉样蛋白42蛋白水平下降，总 Tau 蛋白和磷酸化 Tau 蛋白水平升高。

如何预防老年痴呆?

虽然老年痴呆的病因尚未明确，但有证据表明：预防与控制慢性病的危险因素，可以减少老年痴呆的发生。具体措施包括：

（1）养成科学进食的习惯：坚持低脂低盐、可多进食些鱼类、大豆、芝麻、蘑菇等富含卵磷脂的食物，保证足够的优质蛋白和钙摄入，适量补充叶酸和维生素 B_{12}。研究表明痴呆症患者脑内铝的含量是一般人的四倍，所以应避免使用铝制品茶杯、炊具。

（2）提倡健康生活方式：戒烟忌酒，控制血糖血脂，老年人平时可以多开展一些动脑类活动（阅读、下棋、打牌等），多学习新知识，养成每天运动的好习惯，多做手指的细致活动，可以提高中枢神经系统和脑细胞的活力，有助于防止老年痴呆。

（3）保持良好的身心状态：长期神经紧张和心情抑郁可加速细胞退化、反应迟钝，使人提前出现老年痴呆症状。同时也要保证充足的夜眠，让大脑得到充分的休息。平时可以培养多种兴趣，保持对生活的追求和愉快的心情。

（童依丽　张自妍）

守护夕阳红，越吃越健康

退休的刘爷爷平常在家最喜欢的就是坐在电视机前面看各种养生类节目，跟人聊天最爱聊的话题就是怎么吃、吃什么才能提高免疫力更健康、更长寿，为此还在各种电视购物平台商店买了不少瓶瓶罐罐的保健品和营养品，对日常饮食反而并不在意。那么他这么吃到底对不对呢？

随着年龄的增长，老年人的器官和代谢功能会出现不同程度的下降和衰退，比如消化吸收能力下降，视觉、听觉、味觉减退等等，影响到老年人对食物的摄取、消化、吸收和利用，因此老年人更容易出现营养不良的情况。而营养不良则会导致免疫功能下降、肌肉量和力量的减退、引起各种慢性病的发生。因此要想健康长寿首先就要避免营养的缺乏，保持人体的活力和功能，平衡的膳食和合理的营养才是老年人健康长寿的基础。

品种要丰富，搭配要合理，减少非必要的饮食限制

食物多样化才能满足机体所需要的各种营养素，所以膳食必须由多种食物组成，每天的膳食里面应包括蛋白质、脂肪及糖类，还要有维生素、矿物质和微量元素及膳食纤维。要粗细搭配，粮豆

搭配，荤素搭配，蔬菜水果搭配，没有特殊禁忌的情况下，五谷杂粮、畜禽蛋乳、蔬菜水果、鱼贝虾蟹都可合理安排进食，保证有充足、多样的食物和营养素摄入，不挑食，更不可盲目节食。有研究表明，严格的低盐、低脂、低胆固醇及无糖食品的摄入，对高龄老人的高血压、高血脂、糖尿病治疗并无额外好处，反而因为食物限制过多，影响了食欲和营养素的摄入，使营养风险增加，因此在各项指标控制正常的前提下，对于高龄老人膳食要丰富多样少限制。

多吃优质蛋白

蛋白质是我们身体的重要组成部分，和身体的免疫力、抗体水平、细胞组织的修复和更新都有密切关系，优质蛋白包括两大类，一类是动物型食物，包括各种红肉（猪肉、牛肉、羊肉等）、白肉（鱼、虾、禽类等）、牛奶、鸡蛋；另一类植物型的，主要是大豆及豆制品。另外就是粮食坚果蔬菜这些食物。老年人建议每天可以摄入鱼、虾、肉类150~200克，一个鸡蛋，经常吃一些豆制品，喝一些液态奶，也可以补充一些酸奶、奶酪等奶制品。

多吃蔬菜和水果

蔬菜和水果是平衡膳食的重要组成部分，要保证每天摄入300~500克新鲜蔬菜，最好深色蔬菜占一半。深色蔬菜例如绿色菠菜、红色西红柿、胡萝卜，紫色紫甘蓝等，它们中的维生素和矿物质的含量一般比浅色蔬菜要高，叶菜类相比瓜果和根茎类蔬菜的营养价值高，也可以吃一些木耳、海带、藻类、洋葱等，这些里面含有多糖类物质，可以调节机体免疫力，增加我们的抗病能力。新鲜的水果也很重要，水果可以提供充足的维生素和矿物质，也同样具有增加免疫力的作用。果汁不能替代水果，果汁中含有大量的糖而缺乏纤维素，因此要"吃"水果而不要"喝"水果。

保证充足的食物摄入，少量多次进餐

老年人往往食欲较小，进食量少，吃好三餐，适当加餐就很重要了。除了和家人共同进餐，也可以力所能及地参与食物的制作，增加老人的食欲和进餐量，在保证三餐优质蛋白摄入的同时，可以在上午或者下午吃些点心来补充营养，比如加点牛奶、酸奶、面包、水果之类的。

注意预防呛咳

随着年龄的增加老年人的吞咽功能会有所下降，容易在喝水、吃饭时发生呛咳导致误吸和肺炎，因此对有吞咽障碍的老年人，要注意液体食物的黏稠度，必要时可加一些增稠剂，固体食物要细软、容易咀嚼，进食时要注意力集中，避免边吃边说话。

合理地吃一些肠内营养制剂

对于一些进食不足、进食障碍、处于特定疾病状态下的老人，应在医生和营养师的指导下单独食用或者配合其他食品一起食用一些特别加工配制的配方食品，来满足老人对营养的需求。

经常进行体重监测和营养状况的评估

有条件的话，可以对老年人进行一些握力、臂围、人体脂肪肌肉含量、骨骼水分含量的测定，过胖或过瘦对老年人都是不利的。虽然有句老话叫"千金难买老来瘦"，但是这句话是错误的。中国营养学会建议老年人的 BMI 应维持在 20~27 千克 / 米^2 比较合适，老年人微胖更利于长寿，抵抗力也更强一些。

（俞丽雅）

奶奶疯狂爱上广场舞，
论老年人科学运动的重要性

每到傍晚，社区里、广场上、小区花园中都会准时响起悠扬的音乐声，一群老人随着音乐舞动。自退休之后，闲来无事的张奶奶也加入其中，每天按时报到。起初她只是随便跳半小时，当作饭后消遣，一段时间下来自己觉得身体情况越来越好，腿脚也有劲儿了，她便爱上了跳广场舞。然而张奶奶逐渐开始觉得半小时运动量有点小，在不知不觉中，开始天天跟着队伍从头跳到尾，这算下来，有的时候甚至会跳上两个多小时。突然有一天，在跳舞的过程中，张奶奶觉得一阵头晕、呼吸急促、心跳加快，差点晕倒，旁边人察觉不对，立马送她到医院。经过检查医生告知张奶奶身体并无大碍，就是运动量太大了才会这样，嘱咐她老年人运动一定要量力而行！

老年人如何进行科学运动？

运动对身体有很多好处，这个大家可能都知道，如跳广场舞既养身又怡情。一般来说，跳舞时心跳、血流加快，呼吸加深，还能促进其他器官的代谢。但是老年人运动时间过长、运动量过大，会促使身体释放大量激素来分解蛋白，补充过度运动的能量需要，加快器官衰老。若超出心脏负荷能力，还会造成心脏功能衰退，反而有害身体健康。那么我们老年人该如何进行安全有效的运动呢？

调查显示，我国很多老年人都有通过运动促进健康的强烈愿望，但是往往他们都不知道应该如何进行科学运动，比如自己应该做哪些运动项目？一周该运动几次？每次运动的时间多久为宜？除了慢跑，还有哪些运动项目可以做？患有很多慢性病该怎么运动？怎么样运动才最有效？要解决这些问题，必须引入"运动处方"的概念。

什么是运动处方？

运动处方是指根据参加活动者的需要，按照其健康状况、身体机能和技术水平，运用科学原理，以处方的形式规定运动种类等，提出运动中的注意事项。是指导人们有目的、有计划和科学锻炼的一种方法。主要包括：运动强度（需要用多大力气）、运动时间（需要运动多少时间）、运动频率（每周需要多少次）、运动方式（运动类型和模式）、运动量、运动进度（根据个人情况，如何循序渐进）等。

必须遵守四个原则：个体差异、循序渐进、坚持不懈、适可而止。

老年人运动处方的内容要点

1. 严格进行身体检查，把安全放在第一

运动前要进行必要的体检，以发现潜在疾病和危险因素，不要过高估计自己的体力，不要过分自信或争强好胜，这些因素都是相当危险的。

2. 逐步提升运动强度，让效果愈加明显

据研究，60 岁以上的人最高心率可以达到 220 次/分，最低为

105 次 / 分。所以，运动强度必须根据自身测定结果来确定。老年人运动初期心率以 110 次 / 分为目标，经 1~3 周逐渐将心率升到 140 次 / 分最好，这样心脏的每搏输出量接近并达到最佳状态，健身效果明显。

3. 用心选择运动方式，有喜好才能坚持

轻到中度的耐力性运动有伸展练习和增强肌肉力量的运动。老年人健身运动类型应灵活多样，注重劳逸结合，以有氧运动为主，太极拳、扭秧歌、广场舞、做体操、高尔夫球、柔力球、游泳、登高、室内跑步机和功率自行车等均可。步行也是很好的锻炼方式，再辅以部分增加腰腹部下肢肌肉力量的练习。由于老年人血压容易升高，对于需要加大肌肉力量才能完成的练习（无氧运动）和对反应能力要求较高的项目（如球类）要尽量避免。

4. 合理安排运动负荷，给身体把握尺度

老年人的健身锻炼，必须严格掌握适宜的运动强度，这样才能有效地长期坚持，得到确保安全和取得锻炼功效的作用。因此，开始锻炼时的强度应该较小，时间应短，而且还要有 5~6 周的适应期。锻炼最关键的不是增加运动强度，而是要注意运动的频率，直到已经取得足够的适应能力。美国运动医学会推荐，老年人训练强度的限度应是最高心率的 60%，即比较适宜的心率范围为 110~130 次 / 分，每周 3 次，每次 30~60 分钟为宜。

5. 认真完成准备活动，为运动打好基础

准备活动一般采用快走、慢跑和原地徒手操等，10 分钟左右。年龄较大、训练水平较差或在天气炎热的环境下，准备活动不要太长或太久，以免引起疲劳。整理放松活动的目的是舒张全身关节和使僵硬的肌肉得以放松，降低运动过程中的危险因素。

老年人有氧运动处方案例（见表 25）。

表 25　老年人有氧运动（跑步）处方推荐

运动强度	推荐大多数老年人进行中等 70% 最大心率左右（最大心率 =（180- 年龄）*（60%~80%），以能够和他人正常交流为度
运动时间	推荐大多数老年人中等强度，累计 30~60 分钟 / 天，每次运动时间不少于 20 分钟，每周运动的总时间 150~300 分钟
运动频率	中等强度≥ 5 天 / 周，或较大强度≥ 3 天 / 周
运动方式	运动可以是每天一次性达到推荐的运动量，也可以是每次不少于 10 分钟的运动时间的累计
运动量	每天的步数不少于 7000 步，可以获得健康益处
运动进度	对运动的持续时间、频率和（或）强度进行调整，逐步达到运动目标。循序渐进的运动方案可以促使锻炼者坚持锻炼，减少骨骼肌损伤和不良心血管事件

（周靓赟）

老人在家也不要闲着，教你居家康复小妙招

邻居 70 岁的张奶奶，生育有三个女儿，已全部出嫁，丈夫也于二十几年前离开了她，她独自一人住在有六十多年历史的老房子里。张奶奶从去年 3 月起，除了买菜很少出门，在家也就做做饭、看看电视。张奶奶回忆道，天天待在家里闲着，时间一长，这腿脚开始变得不利索了，去菜场买个菜来回都得歇好几趟，走不多远就觉得腿酸腿疼，停一停好点，走一走又疼，这才想到医院做个检查。医生却告诉张奶奶她没有什么大问题，这个病是"闲"出来的。

老年人居家健康变化

随着年龄的增长，老年人居家意外事件和意外死亡率急剧上升，成为常见的社会问题，也是公众的健康问题。个体在进入老年后会发生自身脏器结构和功能减退的现象，在此基础上容易发生各类疾病，增加致残率，降低老年人的生活质量。此外，老年人长期居家缺乏运动，"闲"了之后，容易引起身体机能下降和平衡功能受损，他们的步伐会更加缓慢，步幅变短，行走不连续，脚不能抬高到合适的高度，引发行走意外的危险性增加。另一方面，老年人中枢控制能力下降，知觉、感觉、反应能力下降，反应时间延长，平

衡能力、协同运动能力下降，从而导致危险性增加。

老年人居家康复小妙招

如何有效地预防跌倒和衰老，科学地居家主动康复是一种重要的方式。居家康复可有效促进老年人身体健康，防止并发症发生，解决居家老年人病残的躯体、心理和社会方面的问题，还能提高老人生活自理能力，减轻家庭负担。

1. 床上卧位康复训练

直腿抬高训练：老年人仰卧位躺在床上，膝关节保持伸直，脚面可自然放松或下压，抬高患肢与床面形成 30°~45° 夹角，维持 5~10 秒后放下为一次。每组 10~15 次，每日 2~4 组。该动作主要作用是锻炼膝关节伸直（股四头肌）跟髋关节屈曲（髂腰肌）的力量。

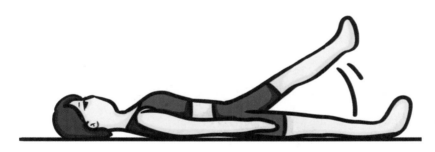

图 121　直腿抬高训练

臀桥训练：老年人仰卧位躺在床上，双手手心向下平放在身体两侧，然后屈膝，双腿稍微分开，两个脚掌平踏在地面，配合呼吸，收紧臀部并且把腰部抬起，保持 3~5 秒，最后缓慢而有控制地还原。该动作主要作用是锻炼臀部、腰背部及盆底部的肌肉力量。

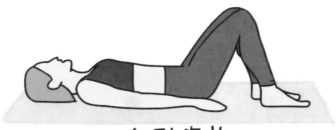

图 122　臂桥训练——仰卧姿势

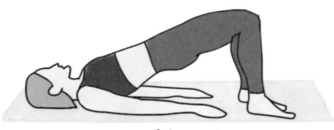

图 123　臂桥训练——起桥动作

2.椅上坐位康复训练

坐位抬腿训练：老年人坐在椅子上，抬起左腿，维持3~5秒，放下，双腿交替进行，每组10~15次，每日2~3组。该动作主要作用是锻炼髋关节屈曲（髂腰肌）的力量。

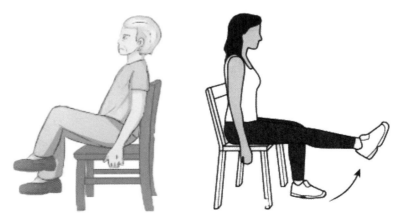

图 124　坐位抬腿训练和坐位踢腿训练

坐位踢腿训练：老年人坐在椅子上，缓慢向前踢出右腿，维持3~5秒，收回，双腿交替进行，每组 10~15 次，每日 2~3 组。该动作主要作用是锻炼膝关节伸直（股四头肌）的力量。

3. 原地立位康复训练

上肢活动训练：老年人原地站立，上身正直，两臂分别进行前屈、外展、扩胸等动作，尽量保证身体不要前后晃动，每组 10~15 次，每日 2~3 组。该动作主要作用是锻炼肩关节周围肌群的力量。

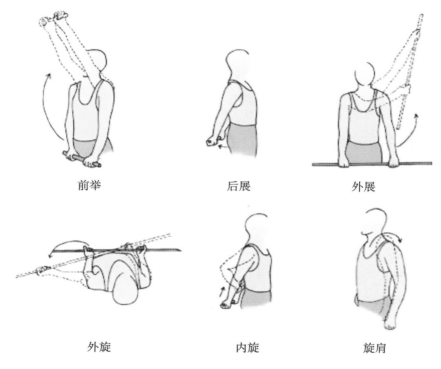

前举　　　　　　　后展　　　　　　　外展

外旋　　　　　　　内旋　　　　　　　旋肩

图 125　上肢活动训练

原地踏步训练：老年人原地站立，全身放松，两臂前后摆动，高抬大腿，大腿带动小腿踏步，脚掌稍离地面，每组 3~5 分钟，每日 2~3 组。该动作主要作用是锻炼下肢整体力量及平衡功能。

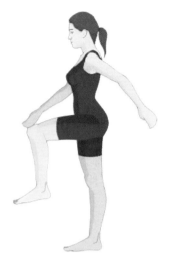

图 126　原地踏步训练

老年人居家康复注意事项

1. 掌握活动量，不能操之过急

活动量要由少到多，渐次增加，适可而止。采用运动疗法，并非一朝一夕就见成效，需要一定的时间才能显现出来。流水不腐、户枢不蠹，生命在于运动，坚持长期锻炼十分重要。

2. 安排好时间

每天以早晨锻炼为好，此时空气新鲜，精力充沛，全身肌肉器官也可得到充分休息，体疗效果较好。不能到室外进行锻炼者，可以在室内或床上随时安排锻炼项目。

3. 一个人的康复训练项目不宜过多

一般每种体位只选 1~2 项，循序渐进，坚持不懈，动作必须认真，思想要集中。

4. 必要时，请医生检查

如在体检中发现患者食欲差、失眠、体重明显下降、脉搏超过原来的30%，这往往是锻炼过度引起或者有其他疾病，应该酌减运动量。

（周靓赟）

希望居家养老的爷爷，
能够享受到哪些服务？

　　安享晚年是每位老年人的期盼，也是每个家庭的关切。家住上海的刘爷爷，今年已经 91 岁高龄，子女不在身边，老伴同样年事已高。身患糖尿病、高血压、轻度认知障碍等疾病的他，虽有长护险和日间照护服务，但在看病、配药等方面还是存在诸多需求与困难。最近，有志愿者上门，向刘爷爷介绍了目前正在开展的老年人居家照护服务。一开始，刘爷爷以为无非和现有模式差不多，由护工上门帮帮忙而已。可听说在家里就能接受专业医护上门健康服务，如量血压、测血糖、药物管理等，还可以对家里进行适老化改造，如在卫生间安装扶手，增加地面摩擦力，还将配备一系列智能家具。更重要的是安装一键呼叫的智能设备，提供 24 小时应急响应。刘爷爷听了之后，连连称赞，觉得这真是个便民利民的好服务。

　　幼儿有托儿所，老人也要有"托老所"，随着生活条件的改善，越来越多的老年人希望"养老不离家"，养老需求也更具多样性和层次性。为解决养老问题，我国早在 1987 年就首次提出要发展居家养老模式，发展至今已不再是简单的"家庭养老"。居家照护指的是以家庭和社区为平台，通过社会各层面的支持，为老年人提供一系列服务的养老模式。不仅可以最大限度地满足老年人本身的养老需求，也可以充分利用老年人的住宅资源，节约公共支出。

上海作为我国经济发展的中心城市，老龄化形势也很严峻。2000 年上海市政府开始探索居家照护模式，对照护人群、服务机构及服务内容进行了一系列的补贴。居家照护"一张床"，听起来简单，却是一项系统工程，背后涉及居家环境改造、智能化平台搭建、相关政策体系提升等方方面面。目前，我国的老年人居家照护服务还处于探索阶段，服务对象主要为失能、半失能老人。随着老人失能率的增加，对居家照护提供量必然有更大的需求，供需缺口将进一步拉大。

当前，我国老年人居家照护的内容主要包含几种

（1）老年人照护。除了家庭内部成员外，社区服务人员、保姆、志愿者等专业的照护人员也参与其中，向老年人提供日常生活照顾和生活护理方面的服务。

（2）医疗康复服务。依托医疗机构，建立老年人医疗康复保健站，建立老年人医疗健康档案，定期为老年人进行健康检查、心理咨询，提供预防、诊断、治疗、康复保健为一体的医疗服务。

（3）精神慰藉服务。主要通过居家养老服务中心为老服务设施和村专职社工、老年协会、义工等人力资源，组织各类文体活动，开设社团沙龙，进行心理疏导、情感沟通等。

智慧居家养老

随着物联网的兴起，"智慧居家养老"的概念被提出，一系列老年人友好型智能家居开始流行，给居家养老带来更大的发展空间。

（1）智慧居家单元。智慧居家单元是通过环境传感装置来感知环境舒适度、安全性等，能够监测人体的活动、预测跌倒风险、与

家人远程沟通，实现个性化智能交互。

（2）可穿戴式智能设备。可穿戴式智能设备如智能手环，已广泛应用于日常生活中，可实时监测老年人健康状况，评估基本生命体征（呼吸、体温、脉搏、血氧饱和度）、心脏电活动、睡眠模式、日常活动等，同时提供预警。此外，对于合并慢性疾病的老年人，智能手环可提供直观、可靠的数据，潜在地影响他们的态度和行为，促进患者进行自我管理。

（3）智能辅具设备。一些用以帮助老年人或残障人群的智能辅具设备极大地便利了老年人，如电动轮椅、智能升降楼梯、家用电梯等。辅具设备能够帮助老年人维持正常的生活，提高舒适度。随着技术的发展，智能辅具设备也在不断推陈出新，且越来越具人性化关怀。例如，针对有辅助需要的老年人而设计的机器人可以协助老年人完成基本的生活行为（如穿衣、沐浴、如厕等），能够给予持续监测，维护其安全。除这些基本的功能之外，智能机器人还能被赋予社会学、美学及情感元素，可以通过语言、面部表情、身体动作等与外界互动，跟踪用户、预测用户的行为并及时作出反应，协助护理人员工作，提高老年人的生活品质。

（黄一沁）

每天一把药，吃药堪比吃饭，
老年人如何合理用药？

70 多岁的老王，患有糖尿病、高血压、类风湿关节炎、骨质疏松症等多年，每天要吃两种降糖药、两种降压药、糖皮质激素和止痛药，还有抗骨质疏松的药物两种，再加上钙片、维生素，还有中成药，每天吃药一大把。药越吃越多，饭越吃越少，胃口越来越差。去年 6 月老王突发心肌梗死，还好抢救及时，救回一命，同时又加了三种药：阿司匹林、氯吡格雷和他汀。今年过年老王出现腹痛，大便发黑，到医院诊断急性胃出血，由于长期服用激素和止痛药，再加上双重抗血小板，活血中成药，长久以来老王的胃受不了，肾脏也由于长期糖尿病并发症，再加不合理用药物出现衰竭。经过医生的精心治疗，在临床药师的指导下，老王的用药被合理组合后，服药量和种类减少近一半，身体也逐渐康复。

什么是多重用药？

多重用药是指每天同时服用五种及以上药物，包括处方药、非处方药及中草药等。老年人大多存在共病（两种及两种以上慢性病共存于同一位老人）。多重用药又分为适当多重用药和不适当多重用药。适当多重用药是指患者因多病共存，需要接受多种药物治疗，从而提高治疗效果，降低发病率和死亡率；不适当多重用药是指存在过度或不适当处方用药风险，可能发生药源性不良事件，包括药物不良反应、药物间的相互作用等。

我们老年朋友普遍存在多种慢性病，比如糖尿病、高血压、冠心病、老慢支等，多病共存导致多重用药，老年人肝肾代谢功能下降，药物容易在体内蓄积，导致药物不良反应和相互作用的发生。研究显示，服用五种药物不良反应发生率达50%，服用≥ 8种药时100%发生药物不良反应。同时，老年朋友还存在自行购药和乱吃药的问题，比如听信广告或他人推荐自行购药，对药物使用安全性、规范性、有效性一概不知，在这样的情况下用药非常危险。此外，老年人由于记忆衰退等原因，容易出现漏服药或剂量错误等情况，可能会产生严重的后果。因此老年人的合理用药问题十分值得关注。

老年人合理用药有哪些原则？

1. 最佳收益原则：少而精

老年人用药应剂量适当，种类尽可能少，可用可不用的药尽量不用，切忌自行加量减量。许多药品起步要从小剂量加起，一般用量在成年人的1/3~1/2 或2/3~3/4，其后酌情再逐渐增加。建议在老年科、全科医生或者临床药师的指导下做到用药个体化、合理搭配。尽量使用缓释、长效、使用频次少、用药方便的药物。优先选用疗效确切、不良反应少的药物。若病情需要合用许多药物，宜在病情稳定后尽量减量。

2. 个体化小剂量原则：慎用药

老年朋友肝肾储备功能降低，比如部分抗生素、利尿药、非甾体抗炎药等存在一定的肾毒性，若不遵医嘱自行服用，有肾损伤的风险。所以使用此类药物需当心，建议定期就诊复查，遵医嘱调整用量。除此之外，镇静催眠药、降压药、胰岛素等老年人高风险药物，由于各自不良反应较多，应谨慎使用。如果感觉不适立即停用，及时就医。老年朋友勿随意自行加服一些不明来源的药物、偏方或保健品，家属也要协助老年人提高用药的依从性。

3. 联合用药须问诊

我们老年朋友如果同时服用多种药物，一定要当面咨询医生或者临床药师，是否有配伍禁忌，或服药冲突。同时，自己通过其他渠道购买的保健品或者药物，也建议咨询医生后方可服用。

4. 选择合理的用药时间

选择合适的用药时间对老年人而言，可以提高疗效和减少毒副作用。我们可以建立用药小卡片，标明药物的服用时间和用量。同时，可根据早餐、中餐、睡前分装好药品，家属可调好闹钟或备注。例如高血压药、激素等多在早上服药，抑酸护胃药多在餐前服用，他汀类调血脂药、抗感冒、抗过敏药等，在睡前服用。

5. 药品分类须明示

服用药物时可以根据药品的颜色、形状进行小卡片分类。当药物在颜色、形状和大小上没有明显标识用于区分记忆时，可用收纳盒进行药物分类管理，并贴标签或用马克笔在格子上写上药品名或服用时间，将药物进行分类存放。

（陆瑶　洪维）

让爷爷笑口常开，除了常回家看看，我们还需要做点啥？

春节假期过后，公司的同事们都回来上班了，午餐闲聊时，无意间提起各自家里老人们的近况。小张是外乡人，每年只能回去一两次，这几年家里忙，工作忙，就耽误了回乡探望。他的感触特别深，感觉爷爷一下子老了好多，不太爱说话了，干活不利索了，不爱出门了。据说平时总是自己一个人坐在屋门口发呆，偶尔才和孙辈聊几句。同村的其他爷爷还时不时手机视频通话，可自己爷爷不会用手机，也不愿意学，更加影响日常交流。小张心里不是滋味，想着以后一定要常回家看看。可除了常回家看看，还可以做点什么让爷爷开心起来呢？

老年人身心变化

随着年纪增长，老年人群可以发现以下变化：

（1）记忆能力下降：近期记忆保持效果差，近事易遗忘，机械记忆能力下降，速记及强记困难，但远期记忆保持尚可；

（2）智力改变：老年人解决问题的能力随年龄而下降；

（3）情绪改变：老年人情绪趋向不稳定，可表现为易激惹或者情绪低落等，恢复需要较长时间；

（4）性格改变：由于抽象概括能力差、思维散漫、说话抓不住重点、学习新鲜事物的机会减少，多办事固执、刻板。

总结而言，老年人对疾病死亡的焦虑与恐惧，对离群孤独的恐惧等负面影响增加。学习、运动、消遣、人际交往、学习新技能以及专业训练等这些正面行为减少，使得部分老年人心理状态每况愈下。

老年心理健康评估要点

心理健康是指个体内部心理和谐一致，与外部适应良好的稳定心理状态，具体包括五个维度：认知效能、情绪体验、自我认识、人际交往和适应能力。

老年人心理健康如何评估？根据心理健康的概念和维度，对老年人的心理健康进行评估时要全面考察以下五个方面：

（1）认知效能：老年人能保持基本的日常认知功能，如：注意、学习、记忆、思维等，才能生活自理，完成日常任务，这是保证生活质量的重要环节。老年人还能在学习新事物中发挥智力潜能，不断提高认知效能。

（2）情绪体验：老年人一生经历不同的生活事件，情绪体验较深刻，情绪反应持续时间较长。老年人要有良好的情绪调适能力，才能使情绪稳定，保持积极的情绪状态。

（3）自我认识：老年人要凭借自己丰富的阅历，不断认识自我，才会正确地了解和评价自己，有自知之明，具有完好的自我。

（4）人际交往：老年人要有一定的交往能力，主动与他人联系，尤其要和家人沟通，理解他人，关爱和帮助他人。要参与社会，融入社会，获得社会支持，这是积极老龄化的重要环节。

（5）适应能力：老年人要在与人和环境相互作用中不断调适自己，积极应对自身老化带来的各种困难和面临的生活事件，保持良好心态。有较强的心理承受能力，能耐受挫折，尽快复原，恢复正常生活。

老年人心理健康评估量表（见表 26）

个人基本情况：

性别（男、女）；

婚姻状况（1. 已婚 2. 未婚 3. 离异 4. 丧偶）。

表 26　老年人心理健康量表

	合并	回答
1	我往往会为了一点小事而情绪波动	是 \ 否
2	我喜欢将心事压在心里，不表现出来，但又忘不了	是 \ 否
3	我是一个快乐的人	是 \ 否
4	我常为一些事担心、忧虑	是 \ 否
5	当我遇到熟人时，常常记得起对方的名字	是 \ 否
6	我的记忆力大不如前了	是 \ 否
7	在困难环境中，我通常无法保持乐观情绪	是 \ 否
8	我喜欢结交朋友	是 \ 否
9	我的情绪容易变化、波动	是 \ 否
10	大家认为我是一个愿意帮助别人的热心人	是 \ 否
11	我通常不在意别人对我的态度	是 \ 否
12	别人觉得我常常有点糊涂	是 \ 否
13	无论事情有多么糟，我总是努力往好处想	是 \ 否
14	我常常感到自己不如别人	是 \ 否
15	我时常感到悲观、失望	是 \ 否
16	我有能力对付各种困难	是 \ 否
17	我常为一些小事发脾气	是 \ 否
18	我不能很快适应新环境	是 \ 否
19	我做事时通常不受情绪干扰	是 \ 否
20	如果我遇到困难或麻烦，就会立即求助于人，或找人诉说	是 \ 否
21	我不能尽快忘掉不愉快的事	是 \ 否

	合并	回答
22	我能经受住挫折和打击，很快振作起来	是 \ 否
23	我乐于参加各种集体活动	是 \ 否
24	我很少紧张、焦虑	是 \ 否
25	当生活中遇到重要问题时，我能较好地解决	是 \ 否
26	与一般人相比，我的朋友是少了些	是 \ 否
27	我现在学习新东西的能力和从前差不多	是 \ 否
28	我不能从容应对各种事情	是 \ 否
29	别人认为我很合群	是 \ 否
30	生活是复杂多变的，我不知如何去对付	是 \ 否
31	我与别人交往，很难敞开心怀	是 \ 否
32	我的脑子和以前一样好使	是 \ 否
33	我现在常常提笔忘字	是 \ 否
34	我很难与别人保持亲密的关系	是 \ 否
35	我像过去一样，能很好地思考问题	是 \ 否
36	一旦出现紧急情况，我不知怎么办好	是 \ 否
37	我能根据实际情况来解决问题	是 \ 否
38	我越来越感到力不从心	是 \ 否
39	我感到生活中充满乐趣	是 \ 否
40	需要当机立断时，我总是紧张激动，不能冷静处理	是 \ 否
41	我与人交往自如，很容易"自来熟"	是 \ 否
42	在与人交往中，我常常体验到温暖和真诚	是 \ 否
43	我常常感到精神压力很大	是 \ 否
44	遇到紧急情况时，我不能保持镇定	是 \ 否
45	当我受到较大精神刺激时，不能很快平静下来	是 \ 否
46	我喜欢主动与人聊天	是 \ 否
47	苦恼时，我喜欢一个人独处，不愿找人诉说	是 \ 否
48	我不在乎别人对我有什么看法	是 \ 否
49	对于日常生活中的问题，我能较好地解决（如：采购、打电话等）	是 \ 否
50	当我发现自己快要发火了，就竭力使自己平静下来	是 \ 否

计分方式：

共计50道题，分数越高，心理状况越好。选择"是"，得1分，选择"否"，不得分，0分。

（1）正向计分的题目有25题，方向计分也有25题。正向题目：3，5，8，10，11，13，16，19，20，22，23，24，25，27，29，32，35，37，39，41，46，48，49，50；

（2）余下为方向题目。按纬度划分所占题目：

1）认知纬度：5，6，12，27，32，33，35；

2）情感纬度：1，4，9，17，19，24，39，43，50；

3）适应纬度：7，16，18，22，25，28，30，36，37，44，45，49；

4）性格纬度：2，3，11，13，14，15，21，48；

5）人际纬度：8，10，20，23，26，29，31，34，41，42，46。

（冯强）